在傷痛深處
仍願相信

寫給每一個曾在醫療現場，心痛過的人

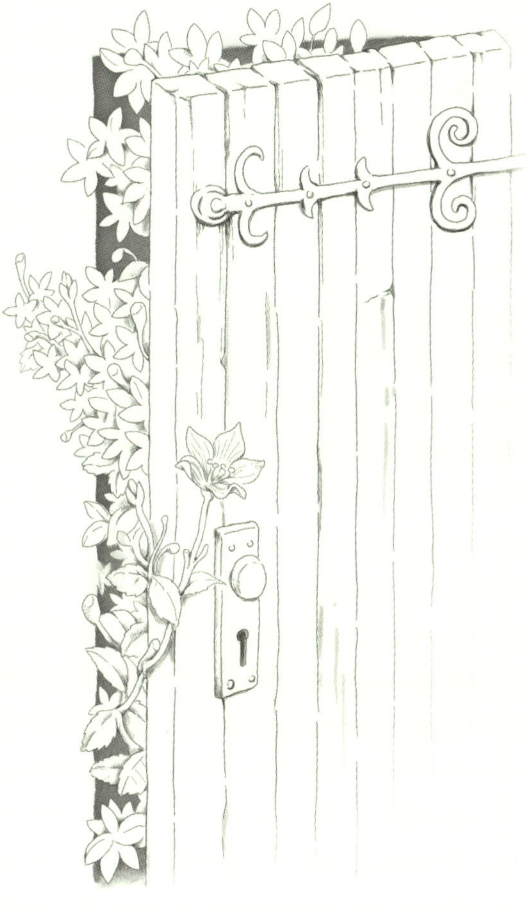

李毅 醫師、涂心怡——撰文

這些故事，藏了很久。

醫療，不只是手術與數據，更是一雙顫抖的手，一句說不出口的道別，一場再也來不及的擁抱。

你或許是醫師、是家屬、是病人，或只是無意間走進醫院那道門的人。

不論你是誰，我願你在這本書裡，看見一點共鳴，一點疼痛，一點選擇之後的釋懷。

因為我們都曾是那個，在病床旁等待答案的人。

願你，讀得溫柔，也被溫柔對待。

——李毅

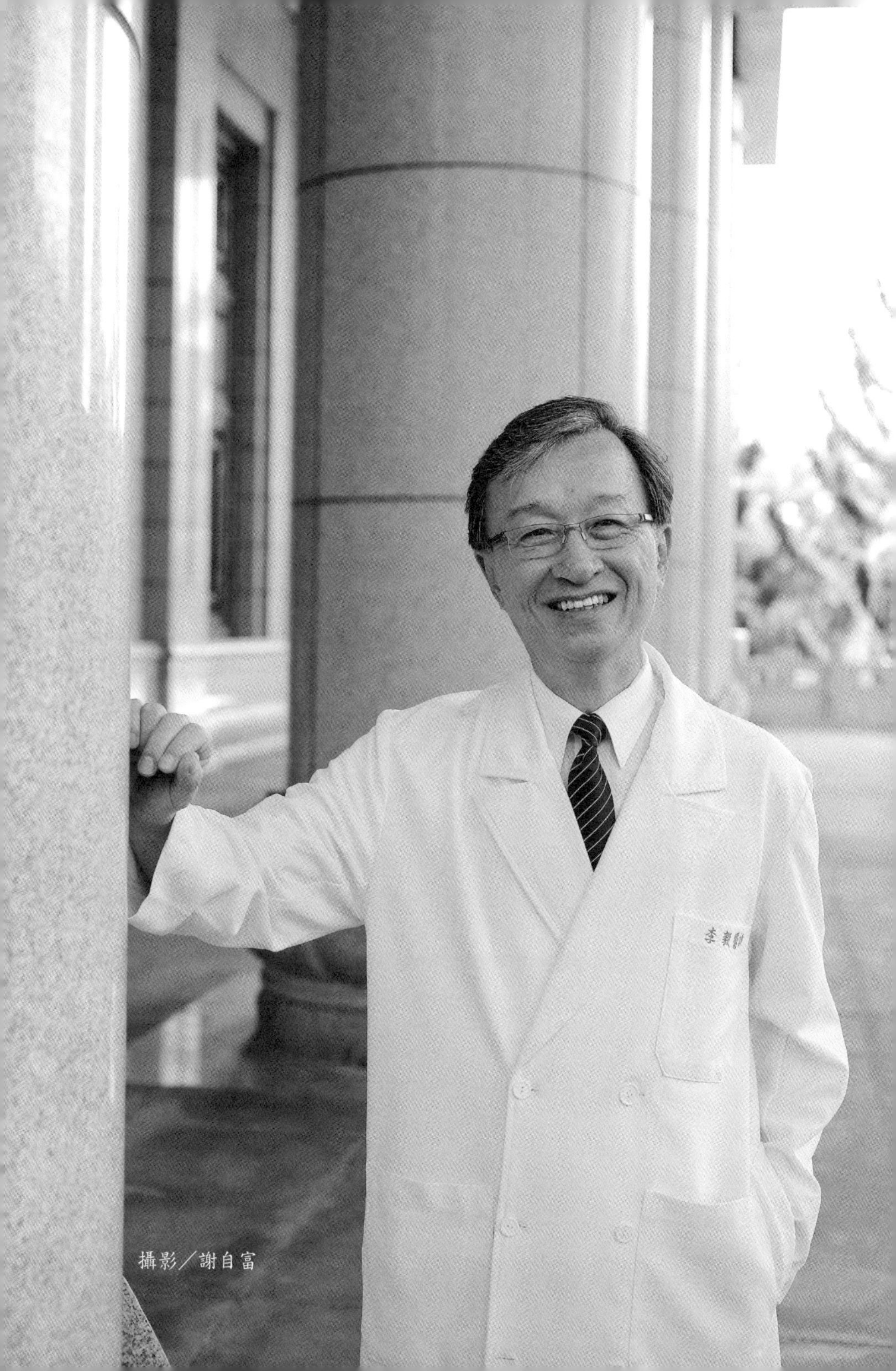

攝影／謝自富

CONTENTS 目錄

醫者筆下的誠實告白，為傷痛尋找出口

王明鉅醫師——桃園市副市長、臺大醫院前副院長

當我接到花蓮慈濟醫院李毅醫師來電，他告訴我，當年他是因為我的鼓勵，願意投入為醫院處理醫療爭議事件。十多年下來，在處理醫療爭議的現場，他累積了許許多多的故事，現在他把這些故事寫成了他的新書《在傷痛深處，仍願相信——寫給每一個曾在醫療現場，心痛過的人》，希望我能夠為他寫推薦序，我欣然同意。

掛上電話，我回憶起二十六年前，在當時臺大醫院社工室王組長的推薦下，接受了臺大醫院的院長室醫務秘書林教授的邀請，協助林教授來處理醫療糾紛。

事實上那是一個沒有任何福利或收入，卻要協助發生醫療爭議事件的醫

師，去面對家屬聆聽他們的想法，甚至接受他們的責難甚至謾罵，最後希望努力能夠達成醫病雙方共識，讓醫療爭議可以平和落幕的苦差事。

我知道那個差事有多辛苦，所以對於李毅醫師聽了我的建議，成為投入醫療爭議事件處理的醫師，深感佩服。

我個人從二〇〇〇年開始處理醫療爭議，整整十一個年頭。我處理了大大小小的醫療爭議事件多達近千件。只是我沒有李醫師的生花妙筆，寫不出如他的新書，那樣感動人的文字。

但我從他的字裡行間，可以深刻的感受到李醫師作為一位醫師，又同時在醫療爭議的現場，所看到和聽到來自病人與家屬的心聲之後，有感而發的悲天憫人胸懷。

醫療爭議事件的發生有太多的可能原因。雖然病人的主治醫師，總是被責怪的對象，但是現在的醫療現場早已不是醫師一個人所能夠全部掌控。醫療的運作早已是一個複雜的團隊，有各種不同的分工與專業人員的參與。

雖然醫療爭議事件裡，的確可能單純是由一位醫療人員的錯誤而造成，但是有更多更多是因為溝通與資訊傳遞的落差，讓不幸事件發生。或者因為醫療的結果和病人或家屬的期待不同，才會產生爭議。

醫療糾紛和其他的爭議事件最大的不同是，作為病人與家屬的爭議對造，醫療人員們在照顧每一個病人的時候其實都是充滿了善意與愛心。

在我自己處理醫療爭議許多年後，我也深深了解，醫療爭議對於醫療人員的傷害非常巨大。因為，無論任何原因，只要病人在醫療處理之後發生了傷害，來自病人家屬的責難，讓原來充滿了善意與信任的醫病關係卻突然變成了無法信賴，甚至是仇視與憎恨，醫療人員們都會受到很大的打擊。

李醫師的這本新書，其實也是他自己面對過醫療爭議，甚至是醫療錯誤事件之後的體會。

臺灣的醫療環境，由於人口老化，以及健保給付成長跟不上醫療支出，在醫院——尤其是處理大量及重難症的大型醫院裡面，醫療爭議的發生也是造成醫療崩壞的重要原因。我個人也相信如果有一個妥善處理醫療爭議的方法，有一個讓雙方都能夠信任的醫療爭議處理機制，讓醫師們在醫療爭議發生之後，仍然能夠面對病人與家屬，仍然能夠善意地、誠實地平和溝通，而不是充滿了各式各樣的防衛與攻擊，臺灣的醫療環境應該會更好，醫療崩壞的速度應該不會如此之快。

花蓮慈濟醫院李毅醫師所寫的這一本新書《在傷痛深處，仍願相信》，也正是為了弭平醫病雙方的怨與怒，所寫下的個人心聲。

也希望李醫師的新書能夠讓醫療人員及病人與家屬，在傷痛之後仍願彼此相信。

醫療糾紛的情理法也是佛法

曾泰源律師——前花蓮律師公會理事長、花蓮縣衛生局醫事審議委員

筆者在九〇年間因緣際會成為慈濟基金會與醫院的法律顧問。記得當時接受證嚴上人親自頒發法律顧問證書，備感殊榮。

從此，與現任花蓮慈濟醫院法制長的李毅醫師攜手合作，協助院內醫護同仁面對醫療紛爭引起的法律案件，迄今也超過二十多年了。

李醫師原來是內人陳麗雲醫師就讀中國醫藥學院時期的同班同學。內人告知，她記憶中的李毅同學，雖然是大二時的轉學生，但是非常認真優秀，待人真誠，她特別佩服李毅過人的文字與口才表達能力，跟應屆考上的同學相比，她感覺李毅有著其他同學所沒有的一種對生命的方向感，一種不同於世俗的人生態度。筆者與李醫師初次接觸，感覺也確實是如此。

多年來，個人的觀察了解，花蓮慈濟醫院非常珍視每一位醫護同仁的權益，希冀同仁能專心服務病患，免受法律紛擾之苦，通常都是選擇止紛先行，由李醫師打前鋒，啟動召開醫病協商。

如果協商不如預期，最終必須上法庭，在需要進行開庭辯護之前，我通常會先請醫師準備病歷資料與護理紀錄，撰寫爭點的關鍵因素，如能附醫學文獻支持論點最好，以便順利掌握醫學專業與法律責任觀點，做出對同仁無過失責任之論述，在出庭時，可以幫助醫護人員爭取最好的權利。我基於多年辦理醫療糾紛案件的經驗，與李醫師合作多年所見，看到他對於每一件糾紛，都能在頃刻間抓到解決的重點，展現其醫學與法律的專業及整合能力，以及過人的生命智慧。

當醫療糾紛發生時，病人或家屬都想知道，發生事故的「真相」為何？要醫師「給他們一個交代」，醫師卻又無法說清楚時，醫病間都會存在著懷疑與不解的痛苦，也會是將來究責法律訴訟爆發的徵兆。為此，常見李醫師一再的殫精竭慮，想方設法，與病人或家屬接觸，再三傾聽、同理與協商，著重於止訟於未然，如此苦心面對，無非是不忍醫病雙方走入將來漫長訴訟的深淵。

過去這些年來，李醫師除了要協助同仁面對醫療糾紛之外，也承擔衛生福利部醫事審議委員會委託處理外院醫療糾紛鑑定。他常感於「雖然在病歷裡讀懂病情，卻不知法律如何判斷？在病人眼裡看到悲傷，卻無法了解法官眼裡的正義」時，不禁感慨萬分，為了好好守護病人與同事權益，同時理解複雜醫療與司法體系中的他們所受的苦與責，他毅然決然的走進研讀法律的領域。

如今，他已在醫療法律的領域卓然有成，我這麼多年與他共同處理過的醫療糾紛事件，總看到他成熟處理醫病的爭議，真正體現了醫者有情，法者有理，情理交融，終能止紛爭於未起。他以柔性身段，展現出傾聽、同理及溝通的耐心，傾聽家屬傷痛深處之心，獲得病家的信任，平息了不少可能發生的訟爭，可說厥功甚偉。

此外，他也不時會對進行中的法律案件，詢問我有關案件的進度。他常會和我討論法律見解，必要時，本著「和為貴」的心態，願意在無疏失的情況下，選擇與病家成立道義上的和解，解除醫師和病家雙方的長期訟累與痛苦。花蓮慈濟醫院這樣的處理訴訟的態度，對照其他醫療院所的醫療糾紛處理模式，是鮮見的良好作法。除了有著李醫師的雙向溝通解決問題的能量，也是體現上人對於醫病訴訟雙方苦痛的慈悲與大愛。

李醫師在完成臺大法律學分課程後，肩負慈濟大學醫學系醫事與法律課程教授，以其多年處理醫療糾紛的經驗及法律知識，傳授不只得心應手，更是教學相長，得到學生非常高的評價，如此嘉惠莘莘學子，也是慈濟醫學系學生的福氣。

眾所周知，當面對醫療過失，坦白承認錯誤是最艱難而痛苦的。李醫師總是帶著誠實的勇氣，給家屬一個完整的真相交代。書中看到家屬原諒的心及放下的情，重新縫補彼此撕裂的信任，令人感動不已；而醫師也必能轉化這份傷痛，作為未來行醫路上的信仰與堅持。如此情境，也就是證嚴上人的諄諄教誨「行善要誠，處事要正，做人有信，待人要實」，這應該就是慈濟醫院令人感佩的的人文與人道精神。

這一本書的誕生，殊勝不凡，其中的故事，只是李醫師關懷醫療糾紛案件中的一部分，但它具體而微的呈現這二十年來，李醫師在花蓮慈院陪伴醫護同仁面對醫療糾紛的經驗和智慧；也有著李醫師依循著生命的特殊軌道和悲憫的人道情懷，銜著天命來花蓮服務，在醫護同仁和病家之間，搭起了從衝突到和解到包容放下的橋梁，讓眾生的體證最終能回到大愛。

這本書不是從法律層面論述，而是這麼多年來他對於處理醫療案件的省思與內在生命的回顧。我身為一個法律人，讀完書稿，察覺書中的案例或多或少存在著醫療與法律爭議，惟絕大部分的醫療案件都在李醫師的智慧處理下，取得醫病之間最好的溝通信任，最後讓病家選擇理解、原諒及放下訴訟，無需對簿公堂，誠可謂是處理醫療糾紛的最高境界。

市面上關於探討醫療糾紛、法律紛爭與解決的書籍甚多，然在醫療糾紛著重在了解病家心理，著重同理、諒解與放下等探討之著作鮮少。筆者認為本書是醫護人員想要建構良好的醫病關係，減少醫療法律紛爭最值得推薦閱讀的書籍，更是醫療機構處理醫病糾紛的第一線公關人員，值得參考的借鏡。甚至，我也要大力推薦給都有機會成為病患或家屬的每一個人，值得收藏或研讀的一部促進醫病之間互相善解的最佳寶典，衷心推薦！

我是律師，也是佛教徒，在我的執業生涯中，也常常印證因果輪迴和佛法。尤其從參與服務醫糾的案件當中，更加讓我相信「醫療糾紛的情理法，就是佛法」，而李醫師過去這些年來盡心盡力為身陷煩惱的眾生排解困惑，安住當下，面對問題務實解決，這就是菩薩道的修行，也是慈濟大愛精神的最佳體現。

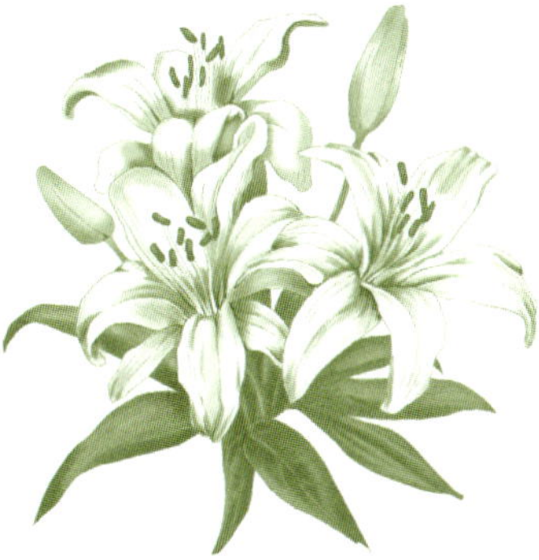

以愛溝通 伴苦同行

林俊龍醫師——慈濟醫療法人執行長

醫療最基本也最原始的構成，就是醫師與病人。過去我們常說，最好的醫療是「One ill, one pill, one bill.」意思是醫師看一種病，給一種藥，只有一張帳單。像是骨折就看骨折，肺炎就醫肺炎；醫師就開一種藥，止痛就止痛，消炎就消炎，帳單也很簡單。那是古早的醫療黃金時期，也是最單純的醫病關係。

但隨著時代進步，加上醫療科技的介入，醫病關係轉變很多，也加進了保險、家庭關係以及醫療團隊等因子。醫療團隊最基本的成員是護理師，還包括物理治療師、營養師、心理師等等，他們以各自專長共同照護病人，醫師已經不是單打獨鬥在治療病人，而是扮演著舵手的角色，帶領大家前進，負責達到治療的目標，也有著更多的溝通與資訊傳達。

而病人的疾病同樣也愈來愈多元複雜，比方有的病人同時罹患糖尿病、高血壓，肝也不好，現在又得到肺炎，需要呼吸治療，又要插鼻胃管；若無法排尿，還要腎臟科醫師來會診。這時，醫師就不能只開一種藥，要開四、五種藥，還要留意藥與藥之間的副作用，就成了「Multiple ills, Multiple pills, Multiple bills.（多重疾病，多種藥物，多筆帳單）」。在這樣的過程，如果病人不滿意，就更為複雜，要釐清到底哪個環節出了問題，而「醫病溝通」就變成非常重要的一環。

早在二千五百年前，西方醫學之父——希波克拉底的醫師誓詞（Hippocratic Oath），首要原則就是不傷害病人，要做對病人有益的事。《無量義經》也提及：「大醫王，分別病相，曉了藥性，隨病授藥，令眾樂服。」醫師都是以病人的福祉為最高目標，絕對沒有傷害病人之心。

儘管現代醫療隨著科技與藥品研發，不斷突破過往；然而醫療以及人的生命，終究有其極限。《在傷痛深處，仍願相信》這本書談的正是當醫療事故發生時，醫病雙方如何面對醫療的極限與意外。

作者李毅醫師曾擔任花蓮慈濟醫院品管中心主任長達十八年，也是「醫療事故關懷小組」的召集人，現為花蓮慈院的法制長，他努力從醫院的品質管理著手，推動並提升了花東地區的病人安全，同時積極預防醫療爭議事件。更難得的是，他為此去臺灣大學修習法律。他既是醫師，懂得醫學又熟知法律；加上他的人格特質，溫暖、理性且富有彈性，在醫師與病人各自的權利義務交接之處，不盡如意時，他便深知該怎麼來協調與溝通，這是他的專長。

而本書是李毅醫師將從醫至今，曾遇過的醫療事故一一記述。其中，也包括他的母親在北部一家養護中心所遭遇的醫療疏失，儘管不忍、傷痛，他最終卻選擇了原諒，並且再次相信；這是非常不容易、也極有智慧的選擇。

他在書中提到：「在醫病之間，最深的療癒，不是技術……而是用心的理解，是全然的信任。」我深有同感。醫師向來是受人敬重的職業，但我們不能忘記，醫師是因為病人才存在，每一位病人，幾乎都是在他生命最脆弱的時刻來到我們面前，他能相信的，只有身為醫者的你我。我們都是伴苦同行者，所以，再忙再累都不能輕忽眼前的病人，而要以愛溝通、用心對待。

不只看病　要用心看病人

證嚴上人常常叮嚀我們：「不要只看病，要看病人。」早期的醫療沒有那麼多高科技檢查，我們要看診、聽診、叩診、觸診，來評估病人的身體狀況；如今，有許多影像及各式檢查，醫師經常盯著電腦螢幕（查看檢查結果與數據）來與病人對話，有時直到病人離開診間，醫師都沒有認真地看過病人一眼。

其實，多數的醫療爭議主要來自醫病之間的「溝通不良」。好好看著病人及家屬說話，體會他的擔憂；無論在解釋病情，或應答、或治療時，多一分體貼；讓救治、溝通也能飽含溫度，這是我們常說的「醫療人文」。

我也發現，在醫療爭議中，許多時候揚言要提告的，往往不是第一線的照顧者，而是旅居海外的兒女，當他們匆匆趕回臺灣，不清楚親長疾病變化的過程，面對還沒機會建立信任關係的陌生醫療團隊，很可能在無法接受父親或母親怎麼就這樣走了的衝擊下，轉而提告。然而另一個層面，也可能是因為身在遠方、沒有親身照顧親長，滿懷愧疚只能向外發洩這些苦不堪言的情緒。

李毅醫師提到，「我們都無法阻止死亡，但我們可以在死亡之後，試著讓活著的人不再孤單、不再自責。」他的善於傾聽，與家屬間的長談、說明、溝通，數次化解了家屬心中難以言喻的傷慟，進而消弭了家屬的誤解，避免走上訴訟一途。

在世界爭相宣揚醫療科技結合AI將有多強大、多先進的時代，我們卻出版了一本只能透過人與人之間交流——來處理醫病之間的傷痛、掙扎與如何走向和解之書，這些鮮少發生的醫療爭議事件，卻有著極珍貴的反思價值，讓我們不要忘記，醫療的初衷是人，而保有珍貴醫病關係的關鍵，始終來自有溫度的溝通、關懷與信任。很感恩李毅醫師以多年寶貴經驗寫下了這本動人的醫病思索，在此書付梓之際，非常榮幸為之書序！

在醫療爭議中看見光與真誠

林欣榮醫師——花蓮慈濟醫院院長

我時常鼓勵年輕醫師要成為一個有故事的醫師。一個「有故事的醫師」，不只是在臨床上具備專業技能醫治疾病，而是以人為本，在對待病人時展現出溫度、深度、情感與人性光輝。在我服務的花蓮慈濟醫院，有很多位這樣的典範醫師，法制長李毅醫師就是其中一位。他是一位麻醉科主治醫師，也是醫療事故關懷小組的靈魂人物。

麻醉科醫師與其他專科醫師不同的是，他們的病人通常是其他科別的病人。他們的主要職責是確保病人在做手術或檢查期間的安全和舒適。尤其是在開刀房，麻醉科醫師常是安靜且關鍵的存在；他們確保手術的順利進行，不只是讓病人「睡」得平穩，更重要的是讓病人「安全醒來」，使手術對病人的影響降到最低。他們也往往具備更細膩的心思與觀察力。

來自大都會的李毅醫師，在醫療人才極度缺乏的花蓮，竟然一待就是超過四分之一世紀。一九九九年，他到花蓮慈濟醫院支援，當時並沒有長留的打算，然而他卻和許多把生命中最精華的行醫歲月奉獻給花蓮慈濟，與東部鄉親的每一位資深醫師一樣，不僅僅見證了證嚴上人對病人的那分深厚的慈悲，也看見花東地區的醫療缺口，更從醫療團隊照護病人的人文氛圍中，感受到醫療工作不只是一份工作，也可以是一種陪伴。

於是，李毅醫師從麻醉部主任、品管中心主任、院長室醫務秘書到現今資深顧問、法制長，與今年邁入第四十年的花蓮慈濟一起成長。這期間，妻子、女兒跟著他到花蓮定居、求學。對於我們來說，他在臨床工作、教學研究之外，他溫文儒雅的性格以及溫暖的心，更深烙在同仁的心中。

特別是他在接任品管中心主任之後，他致力於提升病人安全與醫療品質。或許是因為他的人格特質，在高度艱難的溝通過程，總能深入同理，用真誠的心陪伴、關懷在醫療爭議事件中正經歷著苦痛與不安的病人、家屬及醫療同仁。他始終認為，醫療爭議並非單純的法律事件，是醫病關係出現裂痕的一種表現，處理的第一步，從來都不是法條，而是人心。

在這本書，他也提到「醫療爭議的發生與醫師的臨床表現並不絕對相關。」因為在這個醫術進步、醫療科技儀器先進的時代，治療成功率相對提高，但病家之所以對於醫療照顧者不滿意到要告上法院，常常是因為雙方「溝通」出現認知差距。國外研究也發現，在所有不得不走上法庭的醫療爭議中，有高達百分之三十二的案件集中在百分之一的醫生身上，且曾發生過醫療爭議的醫師，未來在遇上醫療爭議的機率遠比其他醫師高上許多。紐約時報也曾提出類似觀點：床邊禮儀、態度，可以大幅降低醫療被告風險。

李醫師也常分享他在面對醫療爭議，始終抱持著坦誠的態度，即使與家屬達成和解，也從未存有「度過難關」的僥倖心態。二十多年來，他理解醫療爭議的發生，有時迫於無奈，有時是意外，但很多時候反而是一個學習與成長的機會。因為理解醫療行為背後的判斷與限制，也深知坦誠的溝通遠比制式的道歉更有力。為此，他去臺大進修法律，學習醫療法規、訴訟制度與調解流程；他進入醫療品管與風險管理領域，設計溝通訓練、建立院內爭議處理機制。

我尤其感恩他總會把經手的醫療爭議事件化為教材，不只在慈濟大學醫學系講堂上說給年輕學生聽，每年都會在全院學術演講上讓同仁有機會從真實故事中去「學」去「覺」，因為他的用心與真摯，講堂上時常滿座，也可見同仁對他的專業與信賴。他無論是在院內或是在院外的演講，他總是鼓勵每一位醫療人員：「你們不是等著被告，而是可以成為主動守護醫病信任的人。」

此外，自年少時即熱愛攝影的李毅醫師，透過他的鏡頭，我們看到許多發生在開刀房的感人故事，例如心臟外科醫師近似手把手傳承的師生情。他在隨手按下快門的瞬間，就是動人的篇章。而在新冠肺炎疫情期間，他對在第一線同仁的人文關懷與陪伴，不管是在篩檢站，或在是在社區疫苗注射的大禮堂內，他的身影常在，他甚至會把對同仁的肯定與鼓舞隨後在他的臉書動態分享，溫暖的文字敘述及寫實的照片，讓外界看到醫療人員在面對疫情威脅下，勇於任事守護民眾生命的決心與堅毅。

《在傷痛深處，仍願相信》這本書是一本值得我們細細品味的好書，誠如李毅醫師說的「這些故事，有失誤、有傷痛，有沉默與無解，也有更多善意的努力，渺小卻閃閃發亮」。在他的眼中，醫療爭議不是災難，而是機會；一個讓醫療重新被理解，讓病人感受到尊重的機會；也讓我們看見人性的光與真誠。

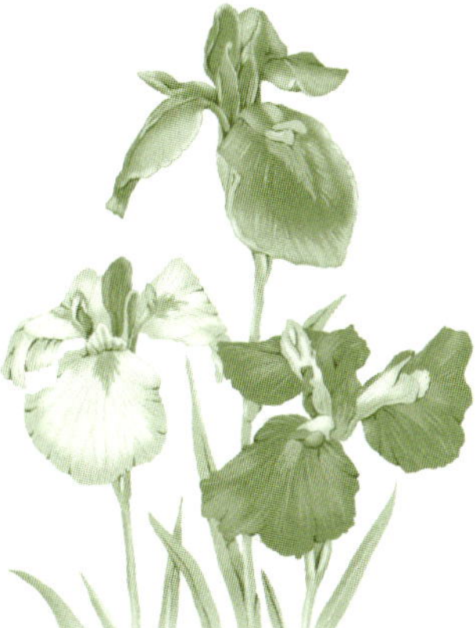

那些值得被看見的故事

李毅醫師——花蓮慈濟醫院法制長、資深顧問

我是一名醫師。

每天穿梭在病房、會議室與開刀房之間，做出無數關於生與死的判斷。擔任醫療事故關懷小組召集人，接受來自家屬的疑問與指責，也經歷病人感激的眼神與哀求的眼淚。醫療現場對我而言，不只是專業的舞臺，更是人性情感最赤裸的交會點。

我也是一名兒子。

當親愛的母親因病退化，逐漸無法行走、吞嚥，最後進入護理之家，開始依賴鼻胃管與灌食維生，我才真正體會到，醫療對病人與家屬而言，不只是知識與技術的堆疊，而是無盡等待與選擇、信任與失望、希望與忍痛交織的漫長旅程。

這本書寫的，也是我們許多人共同經歷過、卻說不出口的故事。

也是我的故事。

當母親從胃造瘻插錯位置，導致嚴重腹膜炎；到鼻胃管誤插入肺，引發再次住進加護病房而往生；從面對過失醫療的震驚、掙扎是否提告的拉扯，到放下指責、選擇原諒的痛苦過程，每一個決定，都不是單純的理性選擇，而是摻雜著愛、憂慮與不捨的難題。

我們都曾在生命的某個時刻，走進醫院，無論是以醫師、病人或家屬的身分。在那樣一個交錯著期待與恐懼的空間裡，語言常常是失效的，情緒常常無處安放。

有些人選擇追究，有些人選擇原諒。但我們終究都在尋找一個答案：

當醫療發生疏失，誰會真正聽懂病人的聲音？

這些年，我關懷處理過無數醫療爭議，我見過太多的崩潰與堅強、怨懟與寬恕。當我站在醫院立場，總努力讓醫護人員了解病人與家屬的脆弱與期待；當我成為家屬，才真正知道，即使是最理智的醫師，也會在病床邊崩潰、在醫療系統面前無力。唯有站過兩端，才能更深刻地理解：

醫療從來不是戰場，而應是彼此攜手的所在。

我曾經問自己：這些故事該被寫下來嗎？後來我想明白了，如果能讓醫學生透過這些真實案例，更早明白除了充實醫療知識、精進臨床技術，能夠貼近病人和家屬的心，更為重要；如果能讓醫療體系在一則則心碎的故事中，看見改善的契機；如果能讓每一位同樣面對無助醫療決定的家屬，感受到「我不是孤單的」，那麼，故事裡的主角和自己的母親，**遭遇的苦難、痛過的日子，便有了意義**。

我想說明的是，在醫院裡，絕大多數的醫療，都是平安圓滿的結局——無數病人因為醫護的努力而康復出院，無數家庭在病房裡重燃希望。也正因如此，那些極為偶然發生的意外與失誤，才如此令人心碎，值得被看見與記錄。當我們願意正視這些偶發卻深刻的醫療遺憾，不只是為了讓未來少一些重蹈覆轍的可能，也是為了讓尚在學習路上的年輕醫者，學會如何在病痛之外，看見人心的顫抖與脆弱；讓已在臨床前線多年的白袍，重新聽見那些曾經忽略的沉默與嘆息。

正因大多數的醫療都如此美好與圓滿，我們更應該珍惜並記錄這些罕見的裂縫——因為正是這些縫隙，讓光有機會照進來。

這些故事，有失誤、有傷痛，有沉默與無解，也有更多善意的努力，渺小卻閃閃發亮。

它們曾讓我哭過、懷疑過、氣憤過，也讓我學會了溫柔與放下。

我們常說，醫療是科學，是制度，是專業的決策。但走過這段路，我才真正懂得：醫療，其實首先是人的事情。是陪伴一個將離世的親人好好道別，是站在病房外、壓低嗓音討論插管與否的兩難，是在信任被辜負之後，仍選擇再相信一次。

寫下這些故事，不只是紀錄，也是一種深深的傾訴，關於無能為力的無奈。願我們都能在不被理解的苦裡，看見彼此的影子，在最黑的地方，仍願意點一盞燈，為身旁那個人，為自己，也為這世界的醫療，留一線微光。

願你翻開這本書時，
不只是讀到我的故事，
也聽見你自己的心聲。
謹以此書獻給我的母親，
以及所有曾在醫療裡傷心、堅強，卻依然選擇相信的人。

第一篇

傾聽

當我關懷醫療事故，面對病人與家屬情緒翻湧的時刻，總是做好萬全準備，但我從不急著開口。

我習慣帶著謙遜與柔軟，緩緩靠近他們受傷的心。我總是這樣開始我們的對話：「您好，我是院長室的李醫師，我大概知道發生了一些事情，但我更希望聽你親口說，能不能告訴我，你心裡真正的想法？」

這句話，就像是一扇窗，讓長久壓抑的情緒得以透氣。他們可以盡情所言，我也鼓勵他們將內心的情緒全然傾訴。有人語氣平和，有人顧慮重重地先說聲「不好意思」，也有人憤怒與淚水一起湧出，用激烈的字眼擊打我們所有人的心。我都不閃躲，我靠近、凝視、聆聽——不是為了反駁，而是為了理解。

在這樣的對話裡，我往往會聽到一些與醫療紀錄完全不同的敘述，那些他們親身體會的經驗，與我們所理解的情境有著深深的落差。而正是這些看似微小卻關鍵的落差，成為醫療糾紛的導火線。

每一次的傾聽，我都選擇全然相信。即使對方的敘述聽來再怎麼誇張、再怎麼偏離事實，我都相信，那是他們心中最真實的感受。這份「真實」，或許不是客觀的「真相」，但卻是真切的傷痛來源。如果我們無法理解這些情緒是從何而來，又怎麼有能力撫平這些心碎與不甘？

因為我始終相信：若不能觸摸對方的心，就開不出處理問題的處方。

01 一去不回頭

「任何事都是從一個決心、一粒種子開始。」

——證嚴法師

那年在大度山上仰望星空的少年，曾義無反顧地選擇了一條與眾不同的路；如今走過診間、穿越手術房，也踏進過議員辦公室與法院走廊，那些當初被視為「任性」的選擇，竟在歲月打磨下逐漸成為理解人性、修補醫病裂痕的力量源頭。

醫療不只是技術的施行，更是情感的交會，是在看不見的地方，用一句貼近人心的話，彌補一道傷痕；是當法律無法解釋一切時，還有人願意傾聽與陪伴。而我，以青春歲月所換得的體悟，成為一座橋，連接知識與情感、醫療與法律，也連結那些心碎中仍願相信的病人與醫師。

我慶幸當初選擇了這條不一樣的路，讓我終於懂得：在醫病之間，最深的療癒，不是技術，也不是判決，而是用心的理解，是全然的信任。

北港媽祖醫院

如果人只能在人生中能任性一次，那麼我以為在青春時期就已經把這份任性給揮霍殆盡了。當時在做出每一個重大抉擇時，我總將滿腔的感性徹底的淹沒理性，不留一點餘地。

高中畢業之後，聯考的分數將我帶進了東海大學畜牧系，那時的東海大學環境優美，大度山上的牧場一望無際。由於畜牧系必須要值班照顧雞豬牛，因此我常在夜裡到牧場去，工作告一段落後就躺在那既柔軟又螫人的草地上眺望臺中美麗壯闊的夜景。

我以為我會順利的畢業。

年輕時對自己前途的設想常常形隨勢易，許多出其不意的變化會在不經意的時候橫亙在前，阻擋住去路，而改變了自己的方向，走著走著，可能就走往了一個未曾想過的去處。

在畜牧系二年級的時候，國際情勢發生了驚天動地的轉變，一向友好的美國突然宣布斷交，當時舉國譁然，自然也包括年輕的我。

「國家有難，還在這邊養牛、養豬作什麼？」我想替自己的無能為力找到出口，於是將滿腔的憤慨灌注在雙腿上，一路走往校長室去。沿路上，一向不允許張貼海報的東海路思義教堂牆面已經貼滿愛國標語和抗議美國的布條，這使得我內心更加澎湃。一進到校長室，我劈頭就告訴校長自己想要轉學，自願到軍校報到。

看著眼前這個義憤填膺、被感性沖昏頭的小夥子，校長反倒堅守著理性的天秤，「我現在不會答應你，你自己想清楚，那是一去不回頭的。」

校長的不允許並沒有讓我退卻。我走到助教辦公室，說明我志不在此，不會再到課堂上，但也承諾不會漏掉每一場的考試。之後我把自己關在租來的小房間裡，在牆面貼滿激勵自己的話、航空母艦以及戰鬥機的海報，開始自學微積分和大學物理，準備著手報考工學院機械系的轉學考試。

唯有外出吃飯的時候我才會踏出那一方的學習小天地，即使如此，我也不願浪費半點時間，我挑一個難解的題目，踩著拖鞋沿路想著該如何解開答案。半年很快就過去了，東海畜牧系成績單的數字也跟著歲月逐漸走往冷冽的冬日，父親看到那些慘不忍睹的分數，叨叨唸唸的說著這個決定實在太衝動，「我知道你想轉學，但你有想過如果沒考上的話，將來該何去何從？」

這句話問得我啞口無言，我對未來的憧憬已然萌芽，現在的壓力雖如大雪般厚厚覆蓋，但也導致雜念寸草不生，我只想著融冰之後，破土而出的新生。

這段看似荒唐的青春歲月已經過去很久了，但偶爾我還是會想起當時的自己——感性、衝動，雖然在別人眼裡簡直不可思議，但我知道，除非破釜沉舟，否則命運不可能改變。

終於，從畜牧系離開並成功的轉學到中原理工學院機械系，我開始苦讀。一年之後，東海畜牧系的老同學力邀我陪他考醫學院轉學考，因緣際會，紮實的數理基礎，讓我意外的考上了第一志願，中國醫藥學院（現為中國醫藥大學）中西醫雙主修的中醫學系，竟然又重新回到高中時對自己設想的軌道——當醫生。畢業之後，我留在中國醫藥學院附設醫院接受外科住院醫師的訓練，並在第二年的時候，自願下鄉到中國醫藥學院附設醫院支援的北港媽祖醫院擔任住院醫師。

由於位處偏鄉，剛啟業的醫院規模不大，來的患者多半是老年人，醫病之間的溝通方式與在市區有不小的差異，也是在那裡，我理解到一位醫師的溝通能力，並非必須要口條流利才能稱得上合格，而許多我們所認為的真理，也不再是原本想像的那樣絕對。

比如當時從日本學成歸國的骨科主任，由於深受日本文化的薰陶，每當他出現在病人面前，一定是穿著襯衫，打起領帶，乾乾淨淨，一絲不苟，即使三更半夜被急診叫出來，也沒有過例外。

他的診常常是滿的，但不一定都是來找他開刀或是急症患者，不過只要患者從他診間出來，原本苦著的一張臉大多會換上如沐春風的模樣。觀察了好一陣子也與他熟悉之後，我忍不住好奇的問他：「那些阿公、阿嬤也沒什麼大病，為什麼一直要來看你的診？」

面對我的提問，他不覺得無禮，反而覺得有趣，偏著頭認真的思索起來，似乎他也找不到答案，「我也不知道，不過他們說，只要看到我，心情就好了。」

在這個與疾病共存的一方土地裡，我很難透過過往的醫學訓練明白，原來醫者的言行舉止也有療癒的效果。同時也很難理解，醫學上我視之為真理的語言，何以反成為溝通的阻礙？一如那兩個胃穿孔病患的故事。

結局一則以喜，一則以憂。

第一位是個因腹痛來到急診的年輕人，由於有腹膜炎的反彈痛，我當下就為他照了X光，果不其然在橫膈膜下面看到不少的空氣堆積，這是胃穿孔的明確病徵。我告訴陪他來的老母親，胃穿孔唯一的解方就是開刀，否則胃酸隨著孔洞流出會造成更複雜也更難治療的的腹膜炎，更甚者還會引發敗血症，那就是生死一線間的事了。

老母親看著我，臉上的表情寫滿了拒絕，在她的認知裡，開刀是大事！她不知道什麼是腹膜炎，什麼是敗血症，也不明白腹膜炎與敗血症的死亡率有多高，但她知道，手術有一定的風險，一個不小心是會死人的。

「我兒子肚子痛已經不是一兩天的事了，他常常都會痛，每次只去醫院或診所打點滴就好了。」她一口流利的臺語很是道地，給我的建議也非常堅決，「所以你打點滴就好了。」

我試圖以專業告訴她，胃穿孔不是打點滴就能癒合的疾病，必須要透過手術切除感染壞死部位，再進行修補才可以。但這些語言就像天書，沒有辦法在她腦中形成完整的理解概念，而過往的經驗就像一齣能交代事情脈絡的電視劇，是她信奉的真理，「胃是肉做的，打個點滴就會長肉，肉長出來就好了，為什麼要開刀？」

我頓了一頓，想著我倆簡直是在雞同鴨講，既然她的理解如此的直白，那麼我也必須捨去文謅謅的醫學語言才能與她共處在相同的頻率上。

我輕輕的捏起她寬鬆上衣的一角，「阿嬤，妳的衣服如果破了要怎麼辦？」

她對我這個提問雖然感覺唐突，但還是下意識的回答，「當然是要縫啊！」

「衣服破了要縫，胃破了也是一樣，不縫怎麼會好呢？」

簡單的舉例，換來她一臉的豁然開朗，以及在手術同意書上的落款簽名。拿著那張手術同意書，我也鬆了一口氣。是啊！跟她說胃穿孔會引發腹膜炎、敗血症，她聽不懂，也不相信一個破洞會死人。但對於一輩子都在為家人縫補衣服的她而言，破了洞就要補，實在是好理解多了。

有了她的同意，年輕人很快就被送進手術房，預後狀況也很好，沒多久就順利出院了。但另一名被送進來的胃穿孔患者，卻沒有年輕人來得幸運。

那是一個八十幾歲的長者，外科醫生在替他開完胃穿孔手術之後，將他送到加護病房觀察，手術過程很順利，也期待他會像那位年輕人一樣恢復健康，走出醫院大門；無奈，死神舉起迅猛肺炎的鐮刀朝他揮去，輕而易舉的擄走他年邁的靈魂。

「不過就是一個胃穿孔手術，為什麼會死？」長者的孩子不能接受這場驟變，他深信，院方隱瞞了什麼，手術過程一定有疏失。

為了讓抗議能發揮更大的力道，他找到了縣議員替他與院方交涉，而院方則請副院長帶著我去。

當時我只不過是一名小小的住院醫師，我不解地問副院長：「您找我這個小小的住院醫師去能幫上什麼忙？」我心想，要找也要找個職位高一點的，比如主治醫師。

「主治醫師是當事人，恐怕會讓對方情緒過於激動，你只要去解釋外科對於胃穿孔的治療步驟就好，其餘的都不必多講。」

就這樣，我懷著忐忑的心跟著副院長去到縣議員的辦事處，當時的場面沒有想像中的劍拔弩張，病人的兒子癱在一旁，臉上滿是悲傷的情緒。

縣議員是一位外型敦厚的女士，聽著我的解說，臉上始終保持著和煦的笑容，她沒有打斷我的話，沒有拍桌怒吼，只是靜靜地陪同逝去長者的孩子聽我把話說完才緩緩地開口，態度稱得上是相當的親切，「你們醫院選擇要蓋在這裡時，大家都歡迎，過程中我也出很多力在奔走促成。我很感恩你們這些醫生願意來這裡奉獻，開這個刀過程怎樣我都沒意見，只是很抱歉，人是死在你們那裡，所以你們要負責。」

她說得有條有理，但我卻摸不著頭緒。

原來，她不是要跟我們討論疏失，也不是要跟我們討論為什麼結果會演變至此，只是覺得既然結果如此遺憾，那麼院方就必須要承擔起家屬的悲傷，我們沒有過錯，也要負責。

後來的討論並不冗長，最後以金額不算多的賠償作結，但即使如此，老先生的兒子依舊一如起初的悲傷，一分未減，而我的疑惑也分毫未少。

我不明白這番周旋究竟意義何在？更何況我們並沒有醫療上的疏失，為什麼在盡心盡力之後還得承擔賠償的責任？於是在回程的路上我將疑問向副院長提出來，「我們去根本就沒有用，下次再發生這種事情，應該要請律師去才對。」

副院長露出了今晚的第一個笑容，不是愉悅的，而是一個對後輩提點的笑容，「你覺得他們在跟你講法律嗎？找律師有用嗎？這是法律能解決的嗎？」

這番話讓我想起當年東海大學校長在校長室裡，不疾不徐對我的勸說，「你自己想清楚，那是一去不回頭的。」

原來，在醫病之間那些未竟的言語與難解的情緒裡，每一句話、每一個決定，或許真的都是一去不回的分岔路。一旦走向訴訟的途徑，情緒的傷痕往往被迫在法庭上反覆揭開。即使最終獲得判決，又真的能撫平那一顆破碎的心靈嗎？判決或許能分出是非，卻難以修補信任；它帶來的，往往是另一方的再次受傷。

那一刻我才明白，法律從來不是醫療不如預期時的圓滿終點。它或許提供一種結束，但不是癒合。

也許正是這些經歷，在無形中牽引著我，走上學習法律的道路。不是為了爭辯對錯，而是想更靠近那些受傷的靈魂，了解醫療爭議背後真正的源頭和法律的觀點，找尋一條能讓醫病雙方都能走出陰霾，一去不回頭的溫暖出路。

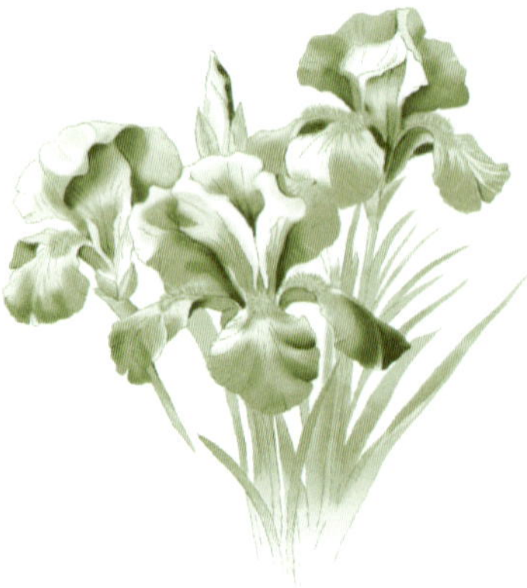

02 他還會愛我嗎？

「每個病人的故事，都是一份尚未被聽見的處方。」
——麗塔・夏隆（Rita Charon），敘事醫學創始人

成為醫師的過程，並不是一條輕鬆、筆直的道路。從農學院、工學院，再到醫學院，我一步步摸索，才明白這份職志不只是關於治病救人，更關乎一份對人性的深刻體悟。

那位在病房燈光下低語的婦人，她不是我的研究課題，也不是一個臨床案例，她是一個懷著恐懼、渴望被理解的靈魂。而我，一個實習醫師，雖然資歷淺薄，卻因為願意傾聽，而在她最需要的時候，給了她一絲慰藉與力量。

知名的文學評論家與散文家安納托・卜若雅（Anatole Broyard）曾有

篇散文被收錄在《行醫之道》（On Doctoring）這本美國醫學院學生幾乎人人都讀過的書籍裡，散文的標題為「醫生，請跟我談話（Doctor, Talk to Me.）」，文中闡述他罹患前列腺癌之後，就診泌尿科名醫時的感受，「我並不想多浪費你的時間，只希望你能靜心專注在我的病情上五分鐘；只要一次，你把全心放在我身上，與我短暫交會，細究我的靈魂與肉體，探觸到我的病。每個人病的方式都不一樣……你為我的身體驗血、掃描骨骼，我卻願你掃描的是『我』，不只探索我的前列腺，也探索我的心靈。醫師若不能以這種方式認知我，則我在你心中只是病，沒有別的。」

這正是我想教給醫學生的事——真正的醫學，不只是解剖結構、生化反應或治療流程，而是懂得以謙卑的心去看見每個病人身上的獨特故事，以時間與傾聽，去回應他們最脆弱的呼求。

實習醫師

高中成績不算佳的我，先是到農學院接受大學生活的洗禮，念到一半遇上美國斷交，又滿腔熱血與無比決心的轉學考入工學院，後來因緣際會，投石問路，以機械系堅強的數理實力，意外的落腳醫學院，醫師從此成為一生職志。

在醫學系授課時，我時常提醒醫學生們必須將謙卑的權杖舉在心頭，時刻提醒自己切莫自以為是。

「高中的時候，你可能成績都是名列前茅，順利考上醫學院，成績跟在你們後面的同學們則去念了工學院。」曾在機械系讀書的我知道，工學院早在大一的時候就開始學習微積分與物理學，大二時就進入到工程數學、工程力學與熱力學的領域，深入琢磨。反觀醫學系呢？「大一、大二你們學的是普通的國英數和通識課程，大三開始才接觸到基礎醫學，這時候的你們如果遇到那些念工學院的高中同學，他們拿他大二的書給你看，就像高深的天書，你們根本就看不懂。」

醫師的行業受人尊敬，然而面對各行各業，術業有專攻，身為一名醫師絕對不能自視甚高、目光如豆、坐井觀天、甚至自以為是。

「當病人來找你的時候，你是在救他沒錯，但或許我們該反向思考，我們的價值，是因為他們的需要而存在。」每當我做此總結時，教室內總會陷入一片寂靜，醫學生們內心對於身為醫師的價值，在這幾句話之後，全都變成了與記憶中全然不同的風景。

但其實，我也是在第一次披上白袍接觸病人之後，才逐步明瞭這一切的。

當時我還是一名在臺北的醫學中心的實習醫師，我心裡微微膽怯，白袍的長度比主治醫師來得短，但是許多民眾並不知曉，在他們眼裡，我們就是醫生。只有我自己知道，我看似在學校學習很多，但其實站在醫院裡，所有的知識就像是黑板上密密麻麻的粉筆字，毫無頭緒。

此時此刻，我得重新來過，但很少有人能幫我。在學校，老師有傳授知識的義務，但是醫院的老師沒有這種義務，而且他們很忙碌，忙著看門診、開刀，更甚者還得投入研究工作、撰寫論文、行政事務，此時義務就落在醫學生的肩上了，我們為了不出錯，有責任要自己盡力吸收學習。

倘若沒有做足準備，我不曉得醫師何以如此診斷？倘若沒有深入了解，即使站上手術臺擔任第一助手，也只會拉勾、抽吸，最後幾個小時的手術下來，只得到腰痠背痛的生理之苦，老師的每一個步驟都像在勾勒一幅看不懂的抽象畫。

但實習醫師在醫院也並非全然無用，很多時候，一些看似不起眼的工作都將成為我們最重要的學習養分。比如病人住院時，實習醫師就必須前往病房為病人進行身體檢查，並且透過詢問了解其病史與家族史，蒐集足夠的資訊之後，再詳細的寫下病人的入院紀錄。

學會問問題，進一步了解病人背景，是我們進入醫院的第一個訓練。

「李毅醫師，今天有個新病人，傍晚入院的。」護理站的護理師不僅相當幹練，動作也很明快，交辦事務的速度更是精準，那時我才剛到婦產科病房值班不到五分鐘而已，「你去接新病人，她明天要開刀。」

入夜後的醫院比起白天要來得寂靜些，病房走道的燈依舊白亮得刺眼，因此當我走進幾乎已經關掉一半燈光的病房時，眼睛對光線的辨識度頓時還有些模糊。我的新病人就躺在那裡，她把大燈關了，只留下床頭燈。

我看了看病歷資料，她的年紀五十出頭，即使在光線不足的視野裡，稍微適應病房光線的我仍然能看得出穿著病人服的她一臉憔悴，雙眸與這間病房同樣黯淡無光。

根據流程，我上前自我介紹，拿出聽診器，開始進行一連串的身體檢查，過程中她相當配合，也沒有提出太多的疑問，想必在診間，主治醫師已經明明白白的解除了她對手術的眾多憂慮與不解。

接著是問診，她要進行的是子宮肌瘤摘除術，確切來說是子宮切除，她說這是她自己的選擇。

「醫生說可以單純切除子宮肌瘤就好，但是我的子宮肌瘤太大了，影響到排尿，之後還是有可能再長出來。」她已經被子宮肌瘤引起的疼痛與頻尿折磨得苦不堪言，再也不願意受其所苦，於是醫師給了她另一個選擇，「如果妳沒有再生育的打算，也可以考慮摘除子宮。」

面對主治醫師拋來的提議，率性的她穩穩的接下，直接就與主治醫師討論起手術時間。她跟我說的時候，言語中毫無波瀾，我一邊記錄，一邊覺得她很豁達。

接著我將病史紀錄完成，任務就差不多要結束了，我看了看時間，準備回到座位上整理這些資料。

她抬起黯淡的眼眸，看著我：「可以請你等一下，我能問你一個問題嗎？」她往床的另一側挪了挪，客氣地請我坐在她床邊。

我很訝異，也有一點緊張，我剛進來就介紹過自己是實習醫師，她還要問我什麼問題？我能回答她什麼問題呢？她的語氣和請我坐下的舉動如此慎重，我如果答不出來會不會顯得我很菜鳥？她會不會因此對我另眼看待？

但我實在連個像樣的離去理由都掰不出來，只好硬著頭皮點點頭，坐下。

「我老公在美國，他沒有來。」我才注意到沒有家屬在她旁邊。

「李醫師？我沒喊錯你的姓氏吧？」見我點點頭，她才將她的問題說出口，「在你們男生的眼裡，一個女人如果沒有了子宮，還算不算是一個女人？」

這個問題完全出乎我的意料之外，更超乎我的專業領域，此時此刻在她的眼裡，我並不是一個醫師，而是一個性別與她異同的人。因此，即使我大可以用醫學的角度、生理學的角度回答她，「即使摘除子宮，妳當然還是一個女人。」面對如此慎重詢問的她，我知道她不是期待接到這種隨便拋出的、人盡皆知的索然無味的回應。

我一時語塞，本能的想多了解一點問題的線索，也爭取多一點反應的時間，「我可不可以問妳，為什麼想問這個問題？」

她或許也沒料到我會反問，但這個問題反而讓她憔悴又緊繃的面容有了不一樣的線條，「我剛剛告訴你，我老公沒有來，因為我不敢告訴他，他一直覺得女人如果沒有了乳房或子宮，就不是女人了。」

至此，她頓了一頓，聲線卻變得破碎，我下意識搜尋面紙，但她比我想像中還要堅毅，並沒有掉淚，「我很擔心做完手術之後，他就不愛我了。」

當時我還很年輕，但我深知，面對這一個既是陌生人又不完全是陌生人的煩惱，我的回答並非無足輕重。

「妳覺得妳先生愛妳嗎？」我問。

「他是愛我的，但也正因為他愛我，所以我才會這麼在意他的看法。」

確認他們夫妻兩人的感情狀態後，我在心裡輕鬆的吐了口氣，「他是什麼時候跟妳說一個女人如果沒有乳房或子宮就不算是一個女人？」

「他一直都是這麼想的。」她口中的肯定飽含著諸多的不確定，顯然這已經是他們夫妻倆很久以前的對談。

「那是因為他還沒有遇到過，妳怎麼會知道妳現在面臨這種抉擇，他還會是這種想法呢？」看著她輕眨著雙眼裡掀起薄薄霧氣，我知道那不是傷心，而是一種壓力上的釋放，我進一步鼓勵她，「先別擔心這件事情好嗎？安心等明天手術順利完成，妳就會知道妳老公對這個問題的答案了。」我停頓了一下，「他一定會心疼，怪妳為什麼沒有告訴他。」我從她看著我的眼神，感覺情緒開始紓解。

我不知哪裡來的靈感，最後加上一句，「妳知道他愛妳，就不要懷疑他對妳的愛。」

回到座位上，我一邊趕著將資料整理妥當，但思緒卻時常出走，不只一次的想，「為什麼她選擇問我？主治醫師和她接觸的次數一定比我多，她為什麼不問主治醫師？」

這個問題在我心頭盤旋了很長一段時間，直到我累積足夠多與病人互動的經驗，才終於想通。在病人眼裡，主治醫師有著某種權威性，病人總是擔心會耽誤到主治醫師的時間，在診間、在病房，他們與主治醫師的交會時間常常只足夠問明病情與風險，不會也不敢問與病情不相干的問題。而這位獨自等待第二天開刀的女病人，我是她住院後第一個與她互動那麼久的人，從身體檢查到病史詢問，鉅細靡遺的花半個鐘頭以上的時間在她身上，雖然只是實習醫師，已足以讓深感脆弱的她感覺到自己正在被關心，因此願意將內心深處隱藏許久的，不知向誰傾吐的憂愁告訴我。

爾後，有機會到學校跟醫學生授課時，我總會在課程裡分享這個故事，問學生當初我問自己的問題，「為什麼不問主治醫師？」總能引起學生們的反思。

「你們知道為什麼醫學院需要念得比其他學院還要久嗎？為什麼諾貝爾醫學獎得主年齡都偏高嗎？」下課前十分鐘，我的提問引起諸多迴響，學生回答踴躍，但總不離人體疾病複雜、醫理艱澀等等。

「這個世界有音樂、數學、科學、文學各種天才，但是你聽過醫學天才嗎？」距離下課前一分鐘，有人試圖想要開口，有人想知道我想說什麼，滿室回歸寂靜。

「我們不是因為穿上白袍而成為醫師，而是當我們願意放下自我、放慢腳步，學會看見人，理解痛，才真正擁有了被稱為『醫者』的資格。你們有一天會是獨當一面的醫師，要永遠記得，面對疾病要謙卑，面對病人要用心，在你面前的，不是只有疾病，是正被病苦折磨的、活生生的人。好醫師是最願意花時間在病人身上的人，需要願意一次又一次彎下腰、願意傾聽病人、願意磨練心智、願意不厭其煩的聞聲救苦——那樣的醫師，才是病人真正需要的良醫。」說到這裡，下課鐘響起。

我給出結論：「醫師，不需要天才，是勤能補拙的行業。」

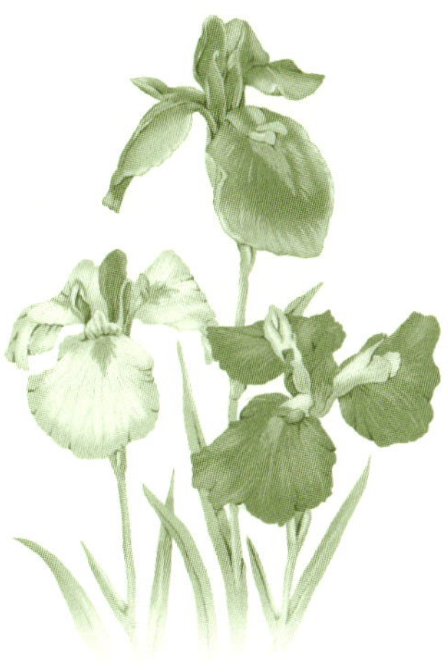

03 理解的橋梁

「責任就是對自己要求去做的事情有一種愛。」
——歌德（Johann Wolfgang von Goethe）

走出考場的那一刻，陽光穿過雲層，灑落在石板路上。我放慢腳步，讓光影鋪展在腳邊，彷彿提醒我：真正的考驗，其實才正要開始。

這一路走來，我看過太多醫師在爭議中沉默，病人在困惑中哭泣；我見證一場又一場的誤解，並非來自冷漠，而是來自語言的斷裂——醫學說不出口的風險，法律無法體諒的現場，病人想聽的答案，醫師無力給出的承諾。

也因此我走進法律，不是為了證明誰對誰錯，而是為了學會一種語言，能把專業翻譯成人心，把傷痕化作理解，把衝突引向和解。讓醫師的責任不再只是冷峻的條文，而是與病人共同面對未知的勇氣；讓病人的憤怒不再只能訴諸控訴，而是有人能為他梳理情緒，講出他真正想問的那一句：「為什麼？」

我不奢望能改變誰，但若我能在一次對話中，讓一場誤解解開；在一次會診中，讓一句不當的評論止步；在一次爭議中，為一位孤單的醫者點一盞燈，那麼我所走的這條遲來之路，便不虛此行。

醫學教我傾聽生命，法律教我傾聽真相。而我，願成為那橋梁——連結專業與情感，穿越冰冷與柔軟，在千瘡百孔的現實裡，仍能相信信任會重新發芽，理解終將抵達。

臺灣大學考場

我念過的科系不少，從畜牧到機械，再到醫學，每一段求學路，都像是人生某段風景的刻痕。成為麻醉科醫師多年，我始終以為，這樣的背景已經夠豐富，足以應對醫療現場的種種難題，直到我開始接觸醫療爭議，才發現，有些波濤，不是醫學知識與臨床經驗就能平息的。

那是種被卡住的感覺。像是胸口有一堵看不見的浪，堆積著疑惑、懷疑與無力。這浪堵在心裡，不時洶湧，讓我坐立難安。我懂醫學，也懂病人的苦，但我始終不懂法律。每當案子被送上法庭，我在病歷裡讀懂病情，卻不知法律如何判斷；我在病人眼裡看到悲傷，卻無法了解法官眼裡的正義。我曾問自己：為什麼醫療上的「失誤」會被視為「過失」？醫師本意是救人，卻在某些結果無法盡如人願的情境下，被視為有罪、有錯、有責。在刑法上，一旦過失成立，就是犯罪；在民事上，就是賠償。但醫療過失，真能與一般過失畫上等號嗎？

醫師下藥，是出於診斷；開刀，是出於專業判斷的必要性。這裡頭，有意識的行為，卻非惡意的傷害。可惜，醫療是如此脆弱的信任結構，一旦破碎，過程即便再小心翼翼，結果若失控，醫病之間再無餘地，只能將一切交給法庭的天平。

我經常在這樣的天平上搖擺。每當一場醫療爭議的冷風襲來，我的心就像站在秋末的樹林裡，踩在滿地的松果上，大小不一的指控與情緒，讓我難以穩住腳步，甚至懷疑自己的判斷力是否還能承載別人的痛與疑。

某次，我陪一位醫師從法院返回醫院。他沉默不語，那沉默比任何聲音都來得重。我坐在他身旁，望著窗外迅速倒退的城市風景，心中忽然有個聲音清楚浮現，「我應該去念法律，我必須懂法律。」不是為了辯護，不是為了勝訴，而是為了那些我想要好好守護的病人與同事，為了理解這個複雜體系中的苦與責。

如今，我坐在陌生的考場，眼前不再是病人的麻醉紀錄，而是一張張法律學分班入學考試的試卷。桌面平坦，心卻波動如昔。五十多歲的我，人生已過半百，若有幸錄取，或許比教授年長，但我的渴望和熱情，卻從未如此年輕。這張試卷上的題目，乍看之下與法律無關，卻在每一道題目中悄悄藏著邏輯、關懷與對人性的拷問。有天文地理、有社會觀察，有的探問人文情懷，有的則測驗知識與常識的邊界。它不像我原先想像的那般，冷冰冰、條文化、充滿陷阱；它更像是極地的極光，有著遠方才能見到的靜謐與壯麗，融合了科學的理性與人心的柔軟。

那一刻，我終於明白：法律，原來不是堅硬的壁壘，不只是量罪與定責的工具；它也是理解，是對錯之間的溝通橋梁。它不只是為了定奪誰該負責，而是為了找出，那個所有人都想知道卻從沒說清楚的——「真相」。

我常想，如果有一天，醫療與法律不再彼此指責，而是攜手尋找真相；如果有一天，醫師說出的每一句話都能被病人聽懂，而病人的每一滴眼淚也能被醫師看見，那會是多美的一個世界。

我想走向那樣的未來——一個不再讓醫師孤立無援、不再讓病家滿腹疑惑走上對簿公堂的未來；一個每一次醫療事件後，我們都能擁有真誠對話、彼此理解、共同療癒的未來。

如果醫學教我如何救人，那麼法律就教我如何守護人心。而我想做的，不只是救命，更是救一段關係、一份信任，一個在受傷之後仍能和解與理解的可能。

我拿起筆，準備開始答題，心裡想著的不是要通過什麼門檻，不是為了轉行，也不是為了替誰辯解，我只是希望，當醫學無法平息所有質疑的時候，我能多一種語言，多一種靠近人心的方式，坐在病人與醫師之間，為他們翻譯彼此的語言——醫學的、情感的，還有法律的。

就像急診室那天發生的事，一度讓我在心裡打了好幾個結，反覆地繞、反覆地想，直到思緒的絲線逐漸理順，我才慢慢觸碰到問題真正的根源。

那是一位中風病人被緊急送來，神情恍惚、語言不清、身體左半邊失去大部分的力氣，手抬不起來，腳只能挪動分寸。對有經驗的急診醫師來說，這幾乎是肉眼可判的腦中風，隨後的核磁共振檢查也印證了判斷——腦栓塞，必須請病人緊急辦理住院，轉由神經內科接手，透過抗凝血劑慢慢將栓塞的血塊疏通。

像這樣的中風，若無事前檢查，真的如同午後雷陣雨，來得急又凶，讓人毫無防備。原以為診斷明確、治療即時，一切都能平順地落幕，誰知沒過幾個小時，一陣暴風般的質疑便席捲而來。

原來這個病人才剛剛辦理出院，前幾天他才在醫院手術臺上摘除攝護腺的惡性腫瘤，執刀醫師是泌尿科的醫師，經驗豐富。就我所知，那場手術並不容易，但醫師還是細心的盡可能將惡性腫瘤清除乾淨，最後在確認病人恢復良好後，讓他辦理出院，回到熟悉的環境中安心休養。

「他出院才一天，精神就變得不好。」病人妻子氣憤難平，一連串話語急促而尖銳，帶著心痛與不信任交織出的傷痕，「兩個醫師來看過了，一個說是手術前就這樣，一個說手術後才發生！到底你們哪一個醫生說的才是真的？」

原來急診室的醫師在確認病況之後，同時從病歷資料中得知病人才手術出院後不久，於是請來原本的執刀泌尿科醫師以及神經內科醫師來會診。兩位醫師抵達的時間不同，一個前腳剛走，一位後腳就到，而這一錯過，錯過的不只是時間，還有對病情的解釋。

「一個醫師跟我們說，在手術前就有腦栓塞了。」氣憤的話音剛落，下一句的語氣更是被怒意填得毫無縫隙，「然後又來另一個醫師，看了片子，跟我們說這應該是手術之後才發生的。」

兩位醫師的說法不同，讓她不禁生起強烈的懷疑，懷疑其中一定有一位醫師說了真話，而另一位醫師說了謊，但無論如何，她都傾向認為其中必然有異，「你們是不是在治療中有問題沒跟我們說，現在想推卸責任？不然兩個醫生怎麼說法不一樣？」

無論是手術前就已經有腦栓塞的問題，抑或是手術後因為治療過程而引發的腦中風，都觸動著她腦中的警鈴大作，意味著風險是存在的，但為什麼在整個治療的過程，醫療團隊絕口不提？

實情是，這位病人一年多前曾有小中風的病史，雖然康復良好，但相對仍是再中風的高風險族群。泌尿科醫師提到的是過往病史，而神經內科醫師則針對這次中風時間點做臨床判斷，兩人並無矛盾，病人妻子在情緒中只擷取醫師解釋內容的片段資訊，斷章取義之後，放大了解釋的落差，產生極大的誤解。

我理解她的怒氣，也知道那不是無理取鬧，而是一種對未知與失控的恐懼。那一刻，她需要的不是答案，而是有人肯耐心坐下，撫平她心中的懷疑與不安。

我耐心的跟病人妻子解釋，病人有小中風病史，復原後看似健康，再度中風的可能性還是比一般人稍高，她跟著質疑，「那開刀前醫師為什麼不說？就算是機率很低的風險，難道我不該知道？」

這是一句極有重量的質問。我沒有立刻回答，只是靜靜地看著她。她眼裡的不安，就像我無數次在病人家屬臉上讀到的情緒：如果早點知道，是不是可以不要走到今天？

在醫療現場，許多治療跟手術都存在著且大且小的風險，面對可能發生的風險，會在治療或手術前讓病人或是家屬了解狀況，並在簽署治療／手術同意書之後才開始療程。然而在這看似縝密的過程中，有些機率甚微的併發症常常不被提起。

醫師面對不得不進行的手術，對少見甚至罕見的併發症，真的要一律先告知，才算負責任嗎？我是麻醉醫師，全身麻醉有一種可怕的併發症，醫學名稱是「惡性高熱」，萬一發生，病人的體溫會從正常體溫約三十六度、三十七度開始飆升，順著數字一路突破四十度，在來到四十三度，甚至更高。一般正常人在烈日下或是發高燒，到了四十度就已經令人恐懼，何況是四十三度以上！

這種惡性高熱源於病人對於麻醉藥劑的特殊過敏反應，導致體溫中樞的調節功能失效，新陳代謝不斷加速，體溫愈來愈高，體內所累積的二氧化碳不斷疊加，最後導致心律不整、肌肉僵硬、橫紋肌溶解、代謝性酸中毒等，除非能立即取得昂貴的特效藥，並盡早使用，否則死亡率高達百分之五十至七十以上，是麻醉醫師的噩夢深淵。

聽來如此致命的併發症，何以在手術前不常被提起？因為惡性高熱的發生率僅十萬分之一到二十五萬分之一，發生率極低，而病人的狀況，或許是癌症、骨折，就算是急性盲腸炎，手術不得不開，麻醉不得不進行，如果這種極為罕見但致命的風險都要告知，等於殘忍的讓病人或家屬面對這十萬分之一到二十五萬分之一的發生率所帶來的窒息，卻對治病毫無幫助。若每一次手術麻醉前都詳述這樣的風險，會不會反而讓人被恐懼壓垮，錯失最佳治療時機？

該講，還是不講？這不是科學的問題，是人性的兩難。

生於西元前四百六十年的希波克拉底（Hippocrates，古希臘文：πποκρτη），後世尊稱他為「醫學之父」，在醫學並不發達的上古時代，他將醫學發展成為專業學科，使之與巫術及哲學分離，也創立以之為名的醫學學派，對古希臘的醫學發展貢獻良多。

在希波克拉底的誓詞中有這麼一段：「無論何適何遇，逢男或女，民人奴隸，余之唯一目的，為病家謀福。」他認為在照護病人時必須沉著應對，且時而給予斷然嚴厲的指正，時而提供溫柔的慰藉。倘若必須給予指示，則採快樂平靜的態度，讓病人的注意力遠離接受治療的事實。他認為所謂善行，是想盡辦法滿足病人的需要，盡可能不讓病人受苦。因此，如果垂死的病人擁有的唯一幸福是對病情無知，那麼醫生的工作就是把他蒙在鼓裡。希波克拉底教導我們，既要勇於直言，也要學會溫柔隱忍；有時嚴厲是慈悲，有時沉默是憐憫。

希波克拉底對於醫學的解釋，一部分刻進了現代醫師的腦中，也有一部分存在病人與家屬的心裡，因此有些時候家屬會希望醫師協助對病人隱瞞病情，或是將病情說得雲淡風輕些。

但法律畢竟不是詩，它要的是明確界線與程序完備。在病人知情權的明文規定下，醫師常常身處於溫柔的本意與法律的邊界之間，進退維谷。

在這次的事件裡，泌尿科醫師沒有事先提及病人術後的中風機率，是因為病人一年多前小中風一直沒有復發，現在面對被攝護腺惡性腫瘤啃噬，不治療將蕩然無存的生命，這刀能不開嗎？即使手術後中風的機率很小，說了，難道對治療有幫助？

我相信這是醫師的仁慈，扛起了微乎其微，一旦發生卻十分嚴重的併發症風險。而這份仁慈必須得負重前行，這個重量就來自於手術成功卻萬一發生腦中風，快速惡化的結果。

我與那位病人妻子長談許久。當她情緒漸緩，終於能靜下心聽我完整說明，她的眼神變得柔和。她開始明白，醫師不是神，也從不會存有惡意隱瞞，而是懷抱著仁心與敬畏，試圖在最有限的條件下，為病人謀最好的選擇。

而她的神情轉變，我不是第一次看到。

同樣是一位出院之後再次被送往急診的病人，先前因為肺炎與泌尿道感染入院，再被送往急診的原因同樣是肺炎，X光顯示，這一次的症狀非同小可。

「會不會是前一次肺炎沒有處理好？」疑問句代表著家屬也認為這樣的懷疑是在合理與不合理之間遊走。

急診室太過匆忙，此時的感染源也尚未確定，新來的年輕急診室醫師尚未熟悉應對，同樣語帶不確定的回答，「也有這種可能。」

這一回答在家屬心中著實的烙下一道傷口，在現場就表達強烈的不滿，這一回，用的是肯定句，「所以真的是這樣！肺炎沒處理好就讓我們出院！」

我時常在課堂上與學生分享這些難熬的過往，沒有一位醫師會刻意的去傷害另一位醫師，但往往一句不確定的話，就可能抹煞前一位醫師所有的努力。

根據英國的統計，百分之六十的醫療糾紛是因為另一位醫師有意無意的評斷引起。

「但不回答也不是，老師，到底該怎麼說才好？」學生問。

我總是這樣回答：「沒有參與前一次的治療就作出評斷是相當貿然的行為，我們的責任不是替過去的醫師下判斷，我們只需要承諾會全心全意照顧眼前的病人。」

法律對醫療風險的告知要到什麼程度，並沒有清楚的界線。較為明確的規定是：「情況緊急者，不在此限。」即使如此，面對千變萬化的醫療現場，何謂緊急？仍然常常讓醫師無所適從。

在我記憶中，令人動容的一幕發生在那個下著雨的下午。手機鈴聲響起，是加護病房打來的，我馬上接起電話，是胸腔外科醫師，他沒浪費時間，趕緊一五一十的陳述要事。

「加護病房一位七十幾歲的老先生有肺炎的症狀，左肺處還有膿胸，現在有放置胸管將膿引流出來。」他邊說，我邊從我腦海中的醫學知識裡將相關的一頁拉到眼前，若是單純肺炎，可以使用抗生素治療，但如果又有化膿的狀況，必須將膿液引流出來，再加上抗生素治療。

內科主治醫師確實也是這麼做，但老先生的狀況不是很樂觀，即使抗生素不斷輸入體內，引流管也持續將膿液排出體外，但所有的數據都沒有往樂觀的面向走。

「如果還是用這種方式，大概還得在加護病房住上長時間，那還得他的身體撐得過去；其實有另一個辦法可以試試，就是透過手術直接切除病灶。」

這個術式對胸腔外科而言並不困難，以醫學原理上來看確實可行且可靠，於是我問：「所以，有什麼問題嗎？」

「問題就在病人處於失智的狀態，平常都由照服員照顧他。」主治醫師為難的表示，若要進行手術，就必須有人可以簽手術同意書，但老人家的親人不多，只有一位同父異母的弟弟跟一個年邁的姑媽，「同父異母的弟弟說他們很久沒聯絡了，他不願意簽手術同意書，至於病人的姑媽，我們一直找不到人。」

我想到醫療法關於告知例外規定：「但情況緊急者，不在此限。」病人目前的病情並非緊急狀況，親人不願意在同意書上簽字，但是醫師不想讓他承受那麼長久的苦痛，現在不進行手術，也會帶來敗血症的風險，後續治療時程不僅會延長，甚至還有惡化的可能。

若要符合緊急狀況，就是老先生的病程進入敗血症，嚴重危及生命之時。既然充分預知再等下去，痊癒機會更低，結果只會更壞，醫生實在不願到那一天才處理。

「如果手術清除病灶之後，膿液的引流效率會更好，抗生素的效果就會比較好，對不對？」我問。

「有機會可以在更短的時間好起來。」醫生的回答很肯定，我聽得出來他的心意。

無論手術簡單抑或複雜，每一項手術都有其風險，它就暗藏在陰影處，伺機而動，倘若風險竄出，要為之承擔的，就是手術房裡為他進行醫療處置的人。我明白，醫師心中掙扎的不是技術，而是他肩膀上，承擔風險的重量。

即使如此，我聽得出來，電話那頭的主治醫師其實早已有了決定，只是希望我給他一點勇氣。

「我完全支持你，做你現在該做的事，盡全力救他，其他的都不用擔心。」我加上一句，「其他的問題就交給我。」

掛上電話之後，我很快就聯繫上麻醉科主任，說明病人沒有手術和麻醉同意書，他的回應在我的預料之中——

「沒問題，我們盡快準備，安排好時間就進來吧！」

那天，我走出醫院，雨停了，天空泛著微光。我知道，這個決定不容易，面對那可能發生的萬一，醫師選擇的是站在病人的身邊，義無反顧的將一條生命的重量扛在肩上，極盡所能的救他。那是一種叫「責任心」的光，穿越醫療現場無數的焦灼、困境與判斷，照亮我們之所以行醫的初衷。

也正是這樣的念頭，把我帶回考場——考試官皮鞋踏過地板的喀答聲，再次喚醒了我。我坐在試場中，眼前的考題冷靜且理性，但我心裡卻思緒翻湧。

醫學與法律，一個直指生命的脈動，一個追求社會的公平。我曾以為它們是兩條平行線，但如今才明白，當我為病人奔走、為醫師發聲，這兩者，其實終將匯流。

當我走出考場，陽光斜斜灑落在校園的石板路上，我深知，這是一條遲來的學習路，但或許正因如此，我才更知道自己為何而走，也更清楚，不能辜負這樣的初衷。

未來的路，或許依舊泥濘，但只要心裡懷抱信念——「願我所學，不僅止於專業，更能守護人心」——那麼每一步，都是靠近更美好世界的步伐。

收到錄取通知的那一刻，我知道，這不是結束，而是一場修煉的開始。

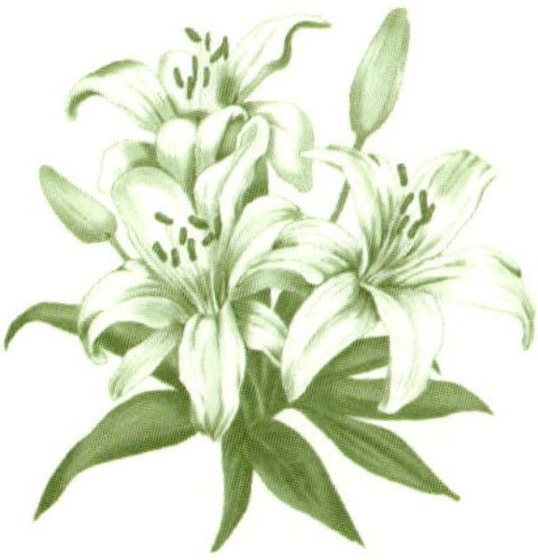

第二篇

同理

當醫療的結果無法盡如人意，病人或家屬深陷傷痛、憤怒與無助時，醫療人員面對的，不只是疾病的複雜性，更是情感的漩渦與信任的崩解。在這樣的時刻，「同理心」不是一種選擇，而是一種責任。

古人云：「醫者，意也。」這句話提醒我們，醫療的根本，不只在技術，更在心意。在傷害與痛苦面前，病人與家屬需要的，往往不是第一時間的解釋，而是「被看見」、「被聽見」與「被理解」。他們需要知道，不論發生了什麼，我們仍在這裡，沒有迴避，也沒有放棄。

同理心，不是說出完美的話語，而是在對方面前，願意放下專業的高牆，回到一個人與人的起點。這或許是一句：

「我知道這讓您非常難過」，或是一段靜默的陪伴，甚至是一杯溫水、一張紙巾。看似微小的舉動，卻可能是對方重拾信任的第一步。

有時，同理心意味著暫時放下要為自己「辯解」的衝動，而選擇「傾聽」。因為唯有真正理解對方情緒從何而來，我們才能在混亂中不失方向。只有當對方感受到我們誠懇地願意理解，他們才可能放下心防，聽見我們想說的。

醫療從不是完美的科學，但同理心的陪伴，卻能讓不完美的現實，多一點被理解的光亮。它不能解決所有問題，卻可能化解最深的隔閡；它不能抹去傷痛，卻能留下人的溫度，放下彼此的牽掛。

在每一場醫病關係的考驗裡，願我們都不忘：「醫，難事也，非仁心人不可為。」

01 白布條

「如果你只想著批評他人，你就沒有時間付出愛。」

——德蕾莎修女（Mother Teresa of Calcutta）

我們總以為專業能解釋一切，卻常在最需要理解的時刻，語言失了溫度、態度失了柔軟。那一場手術從未開始，但它帶來的，不只是一次醫療爭議，而是一個家庭撕裂的痛、一位實習醫師內心的陰影、一群白袍身上無形的傷痕。

鑑定書會寫下「無過失」，但醫病之間真正的裂痕，不在疏失，而在「失落」——對親人的失落、對信任的失落、對彼此作為人的理解與尊重的失落。

我曾以為寫鑑定是對真相的追索，如今我知道，它更是一種提醒：提醒我們在專業之外，仍要保有一顆懂得傾聽與共感的心。

因為一紙報告可以止紛爭，但只有溫柔，才能止心痛。

辦公室

我的桌面總是凌亂不堪，堆疊著一疊疊各式文件——有醫學書、法律條文彙編，也有幫醫學生上課的教材、品質管理的報告、演講的草稿。有時候，更有一疊來自法院或衛福部的資料，標註著「醫療糾紛鑑定」，需要我們這家醫學中心的專科醫師根據案中病歷，撰寫出一份可靠且中立的第三方醫療鑑定報告。這樣的文件，不容延誤，往往在六週內就要提交完成。

這天收到的一疊資料雖不算太厚，但也有十公分那麼高。同仁告訴我：「這份不算多，以前有的資料多到得用推車推來呢。」我點點頭，心想那場可能改變許多人生走向的拉鋸，又將悄然展開。

這些資料通常包括醫院病歷、護理紀錄、手術紀錄、影像報告，還有偵查過程中的警察筆錄、檢察官訊問紀錄、起訴書與答辯狀；若有驗屍，還會附上法醫報告與照片，色彩鮮明、真實得讓人不忍直視。

這類鑑定任務，不是每個醫師都能勝任。我常說，起碼得是五年以上心智成熟且文字能力夠清晰的主治醫師，經驗、冷靜、條理、邏輯，缺一不可，才能勝任。

「寫這種鑑定書，比寫論文還痛苦，還要小心。」這是許多受我請託接下鑑定任務的醫師，最常給我的回應。他們不是推卸，而是深知責任之大、風險之高。畢竟，這份鑑定報告，不只是交給衛福部而已，它將成為法庭上最具關鍵性的證據，直接影響判決走向。寫得不夠清楚，會讓事實模糊不清；寫得太直白，又不免擔心，自己連病人都沒有看過，會不會失之武斷，可能讓一方萬劫不復。

但我們無法推辭。這是醫學中心無可逃避的責任。

臺灣每年約有五百件醫療糾紛進入司法程序，這些案件多數會交由全臺二十餘家醫學中心協助鑑定。鑑定書內容有高達百分之九十五會成為法官與檢察官作為裁判的標準，因此在撰寫的過程必須頭腦清晰，思慮嚴謹。醫師們一向不願接這類工作，不只是因為耗時費力、需要研讀龐大資料與撰寫報告，還要找文獻佐證，更因為這是沒有參與過程的「他者評斷」——在沒有參與臨床現場的前提下，必須還原每一個醫療決策與操作細節，還要能說出究竟「有沒有疏失」，以及「疏失與結果是否有因果關係」。

但無論再怎麼客觀中立、不帶感情，鑑定書的一字一句都可能會將其中一方——同業抑或是病家，推向陣陣刺痛的敗訴情境。

曾有醫學生問我：「老師，寫這種東西時，除了冷冰冰的資料，還能看到什麼？」我沉思片刻回答：「我們的筆，不能帶偏見，但可以帶理解。在這些繁雜的資料裡，雖然最後我們只能根據病歷，就事論事，下筆呈現醫學理性的一面。但你不會只看到單純的醫療事件，你可以看到一段生命曾經的掙扎、恐懼與家屬的不甘。你可以看到，醫療糾紛竟然會用我們料想不到的角度出現！」

醫療疏失並不總是導致不良後果。病人可能死於心肌梗塞，而疏失只是不小心給錯了不相關的藥物，和死亡沒有因果關係；但這一點點灰塵般的偏差，就可能掀起沙塵暴。

那天，我正在研讀的這份鑑定案還未完全打開，手機突然響起，社會服務室傳來簡訊：**有家屬在醫院門口拉起白布條**。

那是一幅白得刺眼的布條，寫著「還我公道」，靜靜拉在醫院門前，一家人穿著喪服，不吵不鬧，站在陽光底下，無聲勝有聲。這一天，是病人的出殯日。他曾經嚥下最後一口氣的地方，是我們的病房。

他們已經很疲憊了，突如其來的治喪儀式讓他們疲於奔命，即使如此，在最後一裊帶著細緻骨灰的煙霧消散在天空時，他們不願回到那個已經失去男主人的家休息，反之是來到男主人靈魂離開肉體的醫院，拉起那幅想明白真相的白布條。

當我趕到現場，警察已協調他們「二十分鐘內必須撤離」，理由是不能干擾醫療院所正常運作。我看見那位婦人，她六十多歲，面容憔悴、眼神呆滯。她的老伴只是來看診，卻再也沒走出醫院。

醫師診斷是是頸椎間盤突出，壓迫神經，病人疼痛如電，日夜難眠。主治醫師建議手術，他們辦了住院，預定下週一動刀，卻萬萬沒料到，病人會在開刀前的週末夜離開人世。

在社服室同仁的引導之下，我走向那位因為傷心欲絕充滿疲態的婦人，誠摯的表明我的身分，「妳好，我是院長室的李醫師，請問有什麼需要我幫忙的嗎？」

她的個頭不高，與我對話時必須要輕輕揚起下顎線。她抬起充滿血絲的疲憊雙眼看我，黑色的瞳孔像極了久無人居而布滿灰塵的窗。她不發一語，反之是她身旁的年輕人將當時所發生的事情詳細轉述。

他們說，男主人到醫院來本來只是想到診間了解自己頸椎何以如此之痛，這股痛已經嚴重影響他的生活作息，夜裡更是難以入眠，每一個行動都牽動著那些看不見的電極，令他疼到雙手發麻。經過醫生一連串的檢查，終於理出病因，頸椎椎間盤突出，壓迫到神經。

椎間盤突出所造成的神經痛並不難解，需要一場手術以及一段時間的修復期。

「我們就辦住院了，在醫生指定的禮拜五入院，先做術前檢查。」開口說話的是逝者的孩子，年輕人的思慮和他的眉眼一樣清澈，日期記得清清楚楚，「醫生說術前檢查之後沒問題，星期一就會開刀。」

對這家人而言，這雖然不是一個平常的週末，但是對於還能透過手術治療而緩解的椎間盤突出病症，他們也沒有太多的擔心。況且在手術前的這幾天裡，還有醫院照看著父親，並能及時給予他舒緩疼痛的藥物，心想父親在醫院的日子或許會比待在家裡好過得多。

在做完術前的各項檢查之後，住院醫師擔心他會因為身體的疼痛影響休息品質，因此特地開立醫囑，在病人疼痛時可以及時給予止痛藥，但避免在兩個小時內重複給予。

夜裡，疼痛冷不防找上門，接獲通知的護理師也趕緊聯繫當時正在值班的實習醫師，實習醫師看了看病歷，給了病人一顆護理站常備的口服止痛藥。但預期中的緩解並沒有隨之而來，病人躺在床上，仍然直喊著痛，但時間還不到兩小時，他們不敢貿然再給藥，於是趕緊請來當時開立醫囑的住院醫師。

「你剛剛給了他什麼？」匆匆趕來的住院醫師眉頭緊皺，壓抑著情緒，將現場的氣氛凝結成異常緊張的氛圍。

「我給了他一顆口服的止痛藥。」

住院醫師的火氣一下就竄升上來，「他這種痛，口服的根本效果不好，所以我開的醫囑上面寫的是要用針劑型的止痛藥！」

他的怒氣並沒有因為實習醫師的頻頻致歉而就此消散，反之被搧得更加高張，「你為什麼沒有注意我寫的醫囑？都寫在上面了，怎麼都不看清楚！」接著是一連串數落。

這方一點也不隱藏的情緒，讓在病房內的家屬將心思全放在他們的對話上，家屬很多醫學名詞都聽不懂，例如口服止痛藥與針劑型止痛藥的名稱，醫師們在對談的時候，這些藥名都習慣用英文說。

最後病人用上了針劑型止痛劑，熬過陣陣襲來的麻痛，但他卻沒有等到手術。次日凌晨，他就被突發性的心臟病切斷氣息，和家人生死永別。這場離別來得太突然，就連照顧他的醫護都錯愕不已。

手術的排程被臨時取消，取而代之的是出院、喪禮、火化，以及他的家人拉著白布條在醫院門口以無聲代替千言萬語的抗議。

在聽完年輕人的口述之後，距離他們與警察約定解散的時間也到了，我沒有讓他們離去，誠懇而有禮的請他們進入醫院，不讓炙烈的陽光加深他們雙眼的刺痛。會議室空間舒適，應當可以為眾人帶來情緒和生理上的舒緩，但卻事與願違。

坐下來不久，病人的太太眼神像極了退潮的海水，波瀾不興，她聲音沙啞，語氣輕得像風，卻滿溢心碎。我看著她的眼睛，那是悲傷擠乾淚水後的無聲吶喊，「李醫師，醫學我不懂，我先生原來心臟不好，可是那天年輕的醫師被罵成那樣，罵人的醫生臉色有多難看你知道嗎？你要跟我說當時用藥是沒有問題的，我絕對不相信！」

突然之間，明亮的會議室，乾淨的地板，角落裡那盆生命強韌的蘭花看起來都變得不太真實，溫馨的布置和舒爽的冷氣完全沒有冷卻情緒的效果。原來對她而言，醫師間不明不白、口氣不佳的一場激烈對話，加上丈夫的驟逝，換位思考，如果我不是醫生，或許也會跟她一樣因難以理解發生什麼事，而無法接受親人突然離開的結果。

從那一刻起，我明白，在病人眼裡，醫師不只是開藥與開刀者，更是希望的載體。當意料外的結果不幸發生，醫師說的每一句話、每一個表情、每一次呼吸，都可能被放大成：「你們根本不在乎！」

這是一場典型的「雙輸」事件——病人走了、醫師無過，但溝通與態度的失分，讓所有專業都無法挽回一顆破碎的心。

權威的《新英格蘭醫學雜誌》（The New England Journal of Medicine；簡稱 **NEJM**）曾經統計，並非所有的醫療爭議都會走上法庭，而在所有不得不走上法庭的醫療爭議中，有高達百分之三十二的案件集中在百分之一的醫師身上，且曾發生過醫療爭議的醫師，未來在遇上醫療爭議的機率遠比其他醫師高上許多。

曾有醫學系的學生在課堂上聽我分享這個數據，疑惑的問：「到底原因是什麼呢？是因為他們是高風險的科別嗎？」

我慶幸他們沒有因為這樣驚人的數字，就認為這些醫師都是醫德或是醫術有問題，而是理智的分析可能的原因，只可惜，他們的答案不是新英格蘭雜誌分析的主因。

「醫療爭議的發生與醫師的臨床表現並不絕對相關。」每當我這麼說的時候，總能在醫學生的眼神中看見意外。確實，在這個醫術進步、醫療器械先進的年代裡，治療成功率相對以往雖然愈來愈高，但病人之所以對於醫療照顧者不滿意到要告上法院，最根本的原因在於「溝通」。

站在醫護第一線，我明白何以許多同事會高喊醫療並非服務業，但現實告訴我們，醫療環境中對溝通能力的要求，比服務業高太多。只是在病痛面前，我們握有治療的利器，病家在醫院裡大多能付諸比平常更多的忍耐，比如面對長久的等候、急匆匆的回應以及治療時難以避免的疼痛，抑或是看著一位醫師在痛罵另一個醫師時的手足無措。如果治療結果符合病人和家屬的期待，這一切大多也會在揮別病痛出院之後就跟著煙消雲散。

可惜的是，此刻在我眼前所遇到的難題，已經一腳踩入到「溝通」與「態度」的泥沼中，而加速情勢向下陷落，是病人逝去的不良結果。

我應該覺得她是有理說不清嗎？我們的「理」在哪裡呢？

我可以想像當時的床邊情境，也盡力說明藥物和心臟病之間沒有關聯性。然而當事件走向難以挽回的地步時，愈是掙扎解釋，就愈會讓人覺得我們是在極力撇清。我知道這一切經過醫療專業鑑定，能在法庭上證明清白，但能讓病家釋懷接受嗎？雙方走上法庭之路，不論誰勝誰敗，為彼此的心都劃下難以癒合的疤痕。

兩年後，檢察官根據鑑定報告的調查結果出爐，毫無意外：醫師無過失、不起訴。但家屬那天站在烈陽下舉起布條的畫面，仍深深印在我心裡。**法律能終結爭議，卻終結不了傷痛**。

如果當時那句責備能換成對病人說一句，「我再幫你確認一次，好不好？」

如果那場氣氛緊繃的對話能換成一句，「口服止痛藥可能不夠，他需要更強的針劑。」

如果我們記得，病房不只是工作場所，更是人心最脆弱的邊界。

或許我們無法阻止生命中那些無常的離別，也無法保證每一次治療都如願以償；但在白袍與病床之間，我們始終握有一種最珍貴的力量——理解的語言，與同理的心，那麼，我們也許就能讓哀傷的家屬減輕痛苦，甚至留下溫暖的回憶。

02 西線無戰事

「有理的時候，氣度更要寬和，才能圓融愛，又烘托『理』。」

——證嚴法師

第一線的醫療同仁，常常身處在飽受質疑與批評的風暴中。他們一心投入救人，卻時常在結果未如預期時，成為情緒的出口。這樣的處境，總讓我想起電影《西線無戰事》（All Quiet on the Western Front）裡的主角——保羅．鮑默（Paul Bäumer）。

這部改編自德國作家埃里希・瑪利亞・雷馬克（Erich Maria Remarque）同名小說的作品，是一部描寫戰爭摧殘人性的經典。書中的保羅原是一名德國的年輕學生，受教授激昂愛國的演說感召，與同儕們滿懷熱血奔赴戰場，渴望成為國家的英雄。沒想到迎接他們的，卻是滿地屍橫、飢餓、寒冷與麻木的死亡循環，原本對理想與榮耀的憧憬，也在現實的砲火中一一崩塌。停戰前，德軍日報以「西線無戰事」輕描淡寫前線的戰況，保羅卻在敵人的刺刀下，結束了他年輕生命的篇章。

當我看這部電影時，思緒不自覺地飄回醫院的場景，表面上看似如常運作，人來人往、檢查照常、開刀照舊，平靜得如同那句「西線無戰事」，但其實醫護人員每天都在無聲地與病痛搏鬥、與死神拉拒。這場戰役沒有槍林彈雨，卻一樣殘酷。每一次搶救，每一次輪班，都是用體力與心力交織而成的防線；然而當努力仍無法挽回一條生命，迎來的卻是質疑與苛責，那份最初的熱情，也會一點一滴被消磨殆盡。

很多人或許無法想像，那些靜靜提交辭呈、默默離開醫療現場的老戰友，在心裡經歷了多少次如保羅般的幻滅與悲憤。他們不也是曾經懷抱信念、義無反顧走上戰場的人嗎？只不過，他們的戰壕不是泥濘，而是病房；射向他們的子彈不是火藥，而是一封封家屬的申訴、陳情和存證信函。

這樣的醫療戰場，從來不曾真正平靜。而我們，也必須不斷提醒自己：唯有盡全力保護這些戰士，否則，在所有的無聲犧牲背後，那些轉身離去的醫護同仁，或許正是這個時代的保羅．鮑默。

外科病房

傍晚，關上電腦，正在收拾辦公桌上的文件，電話卻突然響起。那是一通帶著急促與沉重的來電，話筒另一端，社工師的聲音低沉卻急切：「李醫師，有一位護理師的父母親趕來醫院，說他們的女兒在醫院遭受病人攻擊，護理長安撫沒有用，一定要找醫院主管出面！」

我的心瞬間一沉，回答毫不遲疑，「好，我馬上過去。」

護理站外，氣氛緊繃得幾乎無法呼吸。那對從南部趕來的父母，臉龐寫滿憂慮與怒意，眼神像燃燒的火一樣，直直射向我。他們的女兒，是這裡盡心盡力的護理師，如今卻成了傷者。

護理長引導我們到一旁的休息室。還沒坐定……「我們今天中午一聽到消息，就馬上從南部趕上來。」父親壓抑不住心中的憤慨，「好好一個女兒交給你們醫院，怎麼會發生這種事？醫院打算怎麼處理？」

母親眼眶泛紅，緊緊握著女兒的手，什麼也說不出口。

那是一名近七十歲的男性病人，因為腹部燒燙傷入院。雖然護理師日夜細心照料，每天耐心更換敷料、安慰他的不適，但病人時常躁動，不自覺撕扯紗布。為避免感染與加重傷勢，醫師只得開立鎮靜劑及必要的約束。

然而，病人逐漸心生不耐。上午，護理師例行換藥時，他情緒激動，突然伸手死死抓住護理師的雙臂，護理師好言相勸，病人卻愈抓愈緊，指甲嵌入肉裡，護理師驚慌掙扎，兩邊手臂頓時留下好幾道血痕，劇烈的刺痛不僅在肌膚，更烙在護理師的心裡。尖叫聲劃破病房的寧靜，直到那一刻，病人才如夢驚醒般鬆手。

護理長隨即協助驗傷、通報職災，也準備將事件通報衛生局，並依法處理醫療暴力。

聽完後，我深吸一口氣，鄭重地向父母道歉：「真的很抱歉，讓你們的女兒受了傷。醫院絕不容忍醫療暴力，我們一定會全力協助，負起責任。」、「能不能請二位稍坐片刻？我進去多了解一些情況。」

離開休息室，我走向病房。社工師已經調查清楚：這名老人沒有家屬、沒有收入，獨居在偏遠鄉間的破屋裡，長年是慈濟基金會的照顧個案。前些日子，不小心打翻了滾燙的熱水，燙傷才被送進醫院。

病房裡，夕陽餘暉正從窗縫灑進。老人雙手被約束，皮膚乾裂粗糙，指甲長得凌亂不堪，像是長年無人照料的痕跡。他的面色黝黑，眼神卻透著無力。

「你知道自己抓傷了護理師嗎？」我問：「她每天那麼辛苦照顧你，感謝她都來不及，你為什麼會抓傷她？」

他怔怔地點點頭，目光飄忽，聲音低得幾乎聽不見，「我……不是故意的。早上醒來時，頭昏昏的，感覺有人來量血壓，跟我說要看我的傷口，我實在怕痛，就抓著她說要幹什麼？我沒有要傷害她啊，我想親自跟她說對不起，拜託……再給我一次機會，我以後不敢了。」他的眼神透露著哀求。

那聲音裡，有顫抖、有無助，更有深深的孤單。

我沉默良久，沒有同意病人的請求。醫療暴力帶來的創傷，絕不只是身體上的，更在心理深處。我告訴自己，必須先保護她，第一步一定是「隔離」，讓護理師休假，即使上班也不會再照顧傷害她的人。

我回到休息室，看著年輕的護理師，雙臂滿是深淺不一的紅痕，眼眶因壓抑的眼淚而泛紅。她的父母心疼地守在身邊，卻怎麼也無法撫平她心裡的驚嚇。

我向他們說明剛剛和病人接觸的狀況，輕聲安慰護理師，建議請幾天公傷假，和父母一起回家休養，根據經驗，這會是修復內心創傷最好的方式。

就在氣氛逐漸安靜下來時，她突然抬起頭，聲音透露著堅定：「我要去看他。」

我們全愣住了。母親驚呼：「妳瘋了嗎？他把妳弄成這樣，妳還要去？醫院都說妳不用去照顧他了。」

護理師沉默片刻，眼神裡閃爍著矛盾與勇敢，望向母親：「媽媽，他是我的病人。」

短短一句話，震撼了在場的每一個人，護理師的父母親不再言語。

她轉向我，眼裡含著淚水卻帶著堅毅：「李醫師，可以嗎？你說他很後悔，我想親耳聽他說。」

我心中充滿掙扎。她的傷口還在，她的恐懼未散，我甚至沒有把握病人會跟她說什麼？這樣的見面會不會帶來二度傷害？但我從她真摯而堅定的眼神，知道這是難以拒絕的請求。

我終於點頭：「好，我陪妳。」

走進病房，空氣似乎都凝結了。護理師的步伐不自覺放慢，肩膀微微顫抖。我走在她前面，試圖擋住病人的視線。

老人一見到她，立刻激動地想坐起來，雙手掙扎著，口中一遍遍重複：「對不起！對不起！」

我緊張地上前安撫，卻沒料到，護理師忽然跨前一步，走到我前面，與病人面對面。

老人望著這位用心照顧了他幾天的護理師，眼裡湧出淚水：「我真的對不起妳，我不是故意的，請妳原諒我，他們說妳不會再照顧我了，是真的嗎？」

那聲音，像是一個孩子般顫抖。

護理師沒有說話。她只是彎下身，從床頭櫃抽出幾張面紙。然後，她伸出手，為這個幾個小時前才傷害了她的人，輕輕拭去眼角的淚水。

「沒事了。」她終於開口，聲音溫柔得像一陣春風，「我會來看你的。」

那一刻，病房窗外的夕陽正好灑落進來，金色的光輝映照在護理師手臂上的抓痕，也映照在老人臉龐的淚水中。時間彷彿靜止，所有的痛苦、誤解、恐懼，在這溫柔的一抹舉動中被化解。

我和護理長站在一旁，眼眶早已濕潤。這一幕，不只是道歉與原諒，而是一種比技術更深的力量，那是護理的核心，不是冰冷的治療，而是願意理解、願意再度擁抱的心。

她的那句話，依然縈繞在我耳邊：

「媽媽，他是我的病人。」

那是一種超越恐懼、超越傷害的人性光輝，它散發出的光芒，其實在醫護現場的每個角落，閃閃發亮。

醫護工作本就不只是科學，它也包含對人的理解與照顧，醫護同仁不僅要治療病人，還得在忙碌中耐心傾聽，甚至揣測他們的情緒、應付各式各樣的病理變化與照護上的需求。這不是服務業，卻是一種極致的人性化專業服務。那份用心，來自無微不至的照顧、細膩的傾聽、柔軟的眼神，與對苦難的同理。

曾有一位壯年的病人因為劇烈胸痛，緊急送入急診，在入院時，已瀕臨休克，緊急電腦斷層檢查結果是嚴重的剝離性主動脈瘤，時間太緊迫，心臟外科醫師僅能簡短對病人的妻子告知手術高風險，立即進行緊急手術，並且在手術後為他裝上葉克膜，妻子既焦急又不捨，請求醫療團隊：「最好的藥、最好的設備，該用就用，花多少錢都沒關係。」

人命與親情在金錢面前更顯珍貴。醫生自然也希望可以挽救病人的性命，主治醫師白天來看，晚上也來看，不斷的根據病人的情況即時調整藥物，如果時間允許，他就坐在監測儀器旁觀察數據的跳動，一坐就是一兩個鐘頭。

但他的努力全然沒有在病人身上獲得任何反饋，情況始終不樂觀，葉克膜能使上的力量有限，無法完全取代心臟功能，漸漸的，病人的末梢血液循環開始變差，手腳開始發黑，在會診整形外科醫師討論是否該截肢時，他走了。

病人妻子探視時，看著自己丈夫下肢發黑，迅速往上蔓延的悽慘，無法接受。哀痛的言語像把利劍，不斷的往主治醫師身上揮去，「他只是因為胸痛來醫院掛急診，怎麼會變得那麼嚴重？新聞報導都說用葉克膜會好，為什麼他不會好？而且他還那麼年輕，恢復功能應該要很好的，但是我每天探視時間來看，只看到他情況愈來愈糟，你們真的有用心在照顧嗎？」

最後她踩著沉重的步伐，以瀕臨崩潰的情緒在家人的攙扶下離開醫院。

我召集醫療團隊進行討論，了解整個治療過程，在這之前，我就已經仔仔細細的看過醫療紀錄與護理紀錄了，但為求慎重，還是請團隊來一趟。

主治醫師心頭滿布委屈的傷痕，他這段期間所付出的所有心力在病人離世那天就被病人妻子的言語狠狠的否定。他抬起那雙黯淡無光的眼，彷彿失去生命的是他自己，他說：「我們真的做了所有的努力，沒有愧對病人。」

病情說明會後，病人妻子多次和我相約在醫院見面，我聽著她談她的先生，他們夫妻如何努力維持美滿的家庭，他們和老父親以及唯一的孩子三代同堂，他們曾經去哪裡遊玩，正計畫著下次去哪個美麗的國家……。她悲傷、帶著啜泣的聲音如空氣中的游絲，細微到我必須坐在她旁邊，湊上耳朵才聽得清楚，我知道她需要有人願意傾聽，再多的安慰已屬多餘。

幾個星期後，我已不記得聽她傾訴了幾回，病人妻子終於在淚水流盡之後，接受親愛的枕邊人永遠離她而去的事實。她說：「我知道他走了，不會回來了，謝謝你，李醫師，這段時間只有你願意聽我說話。很抱歉花你那麼多時間，我想我應該放下了，我以後不會再來了。」

那天，我站在醫院長長的走廊尾端，看著她離開，雖然背影沉重，像是揹著尚未散去的霧，然而窗外柔和的夕陽，已然照在她前行的路上。

在醫療的戰場上，我們不是神，不能保證每一次努力都有美好的結果，但我們是人，是能懂悲傷、會疼痛、願陪伴的人。如果能多一些理解，多一點溫柔，讓關懷得以接住崩潰的情緒，那麼，也許我們真的能迎來一場沒有衝突、沒有哀怨的，屬於我們的「西線無戰事」。

03 哀傷的父親

「一旦有人傾聽，看起來無法解決的問題就有了解決辦法，千頭萬緒的思路也會變得清晰起來。」

——卡爾．羅傑斯（Carl R. Rogers），人本心理學家

在醫療現場，生命與死亡從不是抽象的議題，而是每一天、每一刻都真實上演的情節。有時，一個突如其來的病灶，一場看似平凡卻危險的手術，足以改變一個家庭的命運。當結局走向令人心碎的方向，留下來的，不只是病人的空床與冷清的病房，還有家屬心中沉甸甸的哀痛、懷疑與自責。

這個故事講述的是我作為醫療事故關懷小組召集人，在一場可能引爆爭議的事件中，走進一位痛失愛女的父親內心深處——不只是為了解釋醫療過程，不只是為了化解投訴或責難，而是想試著理解，並接住一個父親無處安

放的悲傷與愛。

這不是一段關於辯解與證明的故事，而是一段關於「理解與信任」如何在傷痛中重新被建構的歷程。在一次次對話與陪伴中，我體會到，醫療除了是專業的技術，更應該是一種人性的溫度；而我們的責任，不只是讓病人活下來，更是要讓即使面對失去的人，也不會獨自承受那份撕心裂肺的痛。

希望這篇故事，能讓我們一起看見，當我們願意聆聽、願意理解、願意靠近，哪怕只是微弱的善意，也有可能，為一個受傷的靈魂點亮走出悲傷的路。

協談室

電話響了幾聲，社會服務室的同仁放下手邊的工作，接起話筒時還未料到，這將是通往半年前悲劇現場的追尋之路。

「我的女兒半年前在你們醫院開刀，後來走了。」話筒那頭傳來一個男人低沉沙啞的聲音，語氣滄桑，彷彿這半年來，他每日都活在忌日的陰影裡，時間沒能沖淡傷痛，只將思念釀成更濃烈的苦。

「我覺得我女兒會死，可能是因為醫生有疏失。」

面對這樣的訴求，社會服務室的同仁沒有驚慌，也沒有急於解釋或否認。他們耐心聆聽，溫和應對，仔細記錄這位父親的敘述，在充分了解事件經過後，以誠懇的語氣回應：「我們會馬上了解，盡快和您聯繫。」

不久後，整理過的訊息來到我手中。身為醫療事故關懷小組召集人，儘管已承擔多年，每一次接到病人死亡的爭議案件，我仍舊夜難成眠，心裡像壓了一塊巨石。

當初醫院問我是否願意承擔這個責任時，我幾乎是本能地想拒絕。這樣的反應，並非怯懦，而是太過自然。因為在醫界，醫療糾紛就像地雷，人人避之唯恐不及。哪怕最終無責，整個過程也注定是漫長且艱辛的，不斷說明、不斷解釋、背負壓力。作為一名本就高風險的麻醉科醫師，何苦還要扛起他人的糾紛？

就在猶豫著如何婉拒之際，當時也兼任品質管理中心主任的我，正同時籌備一場全國性的醫療品質研討會，講師名單裡，包括了臺大醫院麻醉科的王明鉅教授。他誠懇而直爽，是我心中值得敬重的前輩，既是臨床高手，也長年擔任臺大醫院品質管理中心主任，處理過無數醫療爭議。

他的演講結束後，我向他吐露我的煩惱。他反而覺得這對我來說是最好的機會，笑著鼓勵我：「你就接下來吧！你會發現，這個角色真的可以幫到人。不只是那些受傷的家屬，也包括醫院裡的同仁。」

他說他經手過上千件爭議案件，每一件都讓他對「醫療」有了更深一層的理解。「如果你能為一位醫師拆掉一顆未爆彈，又能讓家屬放下，你就會覺得做這件事情很值得。」

他的話點醒了我，也讓我真正走進這條路。後來我才明白，許多醫院會由麻醉科醫師負責品管並非偶然。我們受訓時就被教導，在開刀房的職責就是讓病人在生死邊緣平安穿越，遇到危急情況，必須在最短時間內找出問題、修正錯誤、穩住病人，讓病人即使經歷最危險的手術過程，仍能安全過關。

在最短的時間之內要了解原因、進行溝通、找出問題、擬出對策，而這，不就是危機處理的步驟，不也正是處理醫療爭議的核心嗎？

於是當社會服務室將這次的案件送到我手中，我第一時間找來了那位被家屬懷疑有疏失的醫師。

他是一位臨床經驗豐富，是神經外科許多病患指定的主任級醫師。他神情沉穩，聽我轉述社會服務室的通報後，眼中閃過難以置信的錯愕，但很快冷靜下來，娓娓道出他所記得的過程。

即使已經半年，他依舊記得那名年紀尚小的病人。他用心照顧她很長一段時間，她的逝去就像一支漏了墨水的彩筆，在他的心裡滴下了遺憾，至今墨跡未乾。

「她是因為頭痛才來的，結果電腦斷層一做，馬上就發現那顆腦瘤。」醫師將肩頸輕靠椅背，腦中對於當時他所看見的影像仍舊清晰，腦瘤不小，長的位置也很危險，如果動手術，十之八九都可能留下嚴重後遺症，而且死亡率不低。

「所有的決策我都與她父親溝通再三，他們願意開刀，是經過反覆討論後的決定。」他停了一下，我不急著問後來，而是靜靜的等待醫師整理好情緒開口表述，才繼續說：「手術完成後，孩子卻沒有甦醒，在加護病房住了一段時間，最終還是走了。」

「爸爸離開醫院的時候，還跟我說謝謝。」醫生很不解，為什麼經過了半年之後，這位父親卻打電話過來控訴他有疏失？

這樣的醫病關係讓我心中已有大致輪廓。我也早已從病歷了解，從專業角度來看，醫療流程沒有瑕疵，醫師處置合宜。

曾經有一段時間，我總在思考，何不聘請一位法務專員或是律師協助醫院處理醫療爭議？為什麼我們醫院偏偏選擇我來承擔？但漸漸的，我發現這個答案很明朗，因為我能跟醫生用相同的醫學語言溝通，看得懂病歷，甚至了解手術的流程，光是這幾點，就能加快釐清整件事情的前因後果。還有，我了解醫病關係。

一個醫療爭議的發生，一定有其原因，而啟動的樞紐，往往都是因為有一個不良的結果。孩子過世了，父親的悲痛可想而知，但從醫師的敘述裡，他們的醫病關係並不差。我心中的疑惑如入五里霧中——何以在半年後的今天，孩子的父親才對當初的醫療提出質疑？

「我會請家屬來醫院一趟，屆時可以請你也出席，針對他不理解的部分，再向他說明一次嗎？」這位主任級醫師臨床工作十分忙碌，我發出了勉為其難的邀請，他幾乎不假思索，立即應允和女孩的父親再見一面。

大部分醫院在處理醫療爭議時，往往都不希望「被投訴」的醫師當事人直接面對病人與家屬，就怕出現衝突。這種出自於善意的保護，我能理解。但這麼多年來，我發現解鈴還需繫鈴人，病人與家屬的期待，往往是希望答案是從他們認為應該為此負責的醫師嘴裡說出來的，而醫師也可以親自了解病人與家屬的情緒由來。當然，我必須有把握控制情緒失控的場面。

會面的日期很快就訂下來了。那名父親來到協談室，身邊跟著一位年輕人，他說他是朋友。而我的目光停留在那名父親身上，他穿著拖鞋，粗糙的雙腳上，五隻腳趾頭是張開的，我猜測他平時很少穿皮鞋；他見到我，態度相當客氣，與他握手時，觸及到他手上厚實的老繭，抬眼望向他的臉，黝黑中布滿著皺紋，我知道，他是一位辛苦的莊稼人。而他旁邊那位年輕「朋友」，彷彿是來自不同世界，皮膚白晰，神情銳利，領口刻意張開，露出粗粗的金項鍊。

「孩子的爸，今天請你來，是希望能聽聽你對當時的治療有什麼疑問？我們也請醫師親自來跟你解答。」我得到他的同意之後，請等在門外的醫師進協談室。

醫師開門進入，這位父親馬上將椅子往後推並站起身來，向醫師鞠躬。

這短短幾秒鐘的互動，就讓我明白他們的醫病關係其實十分密切。

醫師的態度沒有絲毫不耐，也沒有不悅的情緒，誠懇地述說著當初所做的每一個決定和可能的不良結果，以及他和孩子父親曾經一起經歷的奮鬥過程。

當醫師講完之後，我詢問這位父親，還有其他問題需要醫師說明嗎？他搖搖頭，憨厚老實的臉龐堆起不捨的情緒，「沒有，醫生都講得很清楚，但我就是不明白，怎麼我女兒只是說頭痛，來到醫院之後就回不去了……」

此刻，我心裡已經有了底，便請醫師離開，回到他忙碌的崗位上照顧病人。醫師後腳才剛踏出門外，跟著那位父親前來的年輕人就不客氣地開口：「我們只想知道，醫師有沒有應注意、能注意而不注意？」

應注意、能注意而不注意，聽來拗口，熟諳法律的我很快就告訴他，這是刑法第十四條之一，言下之意，不用在這裡跟我談法律條文。

此時，諸多的不解有了裂縫，想必慫恿這位父親在女兒去世半年後再向醫師提出質疑的要角，就是這個年輕人了。無論如何，對我而言他都不是這場會談的主角。

我客氣的說：「等一下再請你講，現在我想先請孩子的父親說說他的想法。」

悲傷的父親開口說話，字句間沒有對醫師的苛責，反而是自責，「我就這一個小孩，孩子的媽跟我離婚之後，她就跟著我……」

我心裡有了底，輕聲問著，希望有更確定的答案，「孩子的爸，為什麼在事隔半年之後你才提出疑問呢？」

「我放不下，為什麼好好的孩子會變成這樣？」

一來一往的對談或許看來毫無邏輯，但我明白這位父親的糾結是什麼了。我靠近他，看著他，輕拍他老繭的雙手，「你知道嗎？你是最好的爸爸。」

他抬起那對像是眼底破了一個大洞的黯淡雙眸，看著我。

我接著說：「你幫你女兒找到最好的醫生，也做了最好的治療，你們一起努力好幾個月，最後是因為這個疾病實在沒有辦法治好。」在我的心中，他們並沒有失敗，只是上天沒有給他們機會。我再度肯定他，「你是最好的爸爸，你已經盡力了，你女兒一定會感謝你為她做的這一切。現在你女兒在天上，看著爸爸為什麼不能諒解，要追究當初和你一起拚了命要救她的醫生，你真的覺得，這是她希望看到的嗎？」

「她會希望最疼她的爸爸能早點放下，不要再悲傷，不要再責怪那個和爸爸一起努力想救她的人。」

隨著我的話音剛落，他眼角的淚再也控制不住的往下滑，滑過他的皺紋，彷彿乾涸的沙漠得到甘霖的滋潤。平撫情緒之後，他跟我道謝，離開的時候步履依舊沉重，但我知道，他心裡對他女兒愧疚的結已經打開了，長久陷入暗室的心情，開始有了曙光。

在我的經驗裡，當一場醫療的悲劇悄然落幕，病人已離開人世，留下來的家屬，往往是痛得無處可逃的一方。那種痛，不只是對失去親人的哀傷，更常常摻雜著深沉的自責與愧疚，「是不是我太晚帶他來看醫生？是不是我沒堅持換家醫院？是不是我當時沒聽懂醫師的建議……」

這些問題無解，但卻像潮水一樣反覆拍打著他們的心。悲傷像是洩洪般地傾洩，而那份難以承受的情緒，最終可能轉化為憤怒與指責，把矛頭指向醫師，彷彿只要有人可以「負責」，心裡的愧疚就能稍稍卸下一點重量。這並不是惡意，而是一種心理上求生的本能——在悲痛中掙扎的人，需要一根可以抓住的浮木。

所以，當我看到那些滿懷情緒走進醫院大門、質問醫療過程的家屬，不會急著防衛或解釋，是用理解的眼光看見他們心裡真正的傷口。他們需要的，不是一個對錯的答案，而是一雙願意聽的耳朵、一顆願意懂的心。他們的難過，需要有人願意接住，願意走近他們的悲傷，讓那份哀痛不再只是孤單地反覆盤旋，而是能夠被梳理、被陪伴、被慢慢放下。

我看著孩子的父親離去的背影，我相信，就在傾聽他講的每一句話，了解他所有的感受，用心接住他的憂傷，我就取得打開他幽暗心房的鑰匙，進入他的心裡，在他的心中點亮一盞燈。哪怕這盞燈再微弱，它終究會指出方向，照亮他從悲傷中走出來的路。

04 至今我沒有見過她

「有時能治癒，常常是幫助，終究是安慰。」
——愛德華．利文斯頓．特魯多醫師（Dr E.L.Trudeau）

在醫療現場，最困難的從來不是解剖學的複雜、儀器操作的精密，甚至不是如何與死神拔河，而是如何在一顆支離破碎的心面前，找出一條通往理解與寬恕的路。

這是一通橫跨哀傷與指責、穿越誤解與遺憾的電話，對話的過程中，沒有誰是全然的正義，也沒有人是錯誤的代名詞，有的，只是一段充滿愛與無助的歷程，一位太太在喪偶之痛裡拚命尋找出口，一位醫者在指責與哀傷之間努力守護醫療的尊嚴。那是一場不見面的相會，卻悄悄縫補了一段失落與疼痛。

這個故事，是一位痛失至親的妻子與一位不放棄溝通的醫師，在電話兩端所經歷的，關於人性最柔軟的交集。

手中的電話

這通電話已經持續了整整一個鐘頭，如果可能，我往往傾向與家屬面對面會談，因為唯有在面對面的時候，人與人之間就能透過肢體動作與臉部表情，更進一步的理解對方語言中想傳達的意念，反之電話就只能透過語氣揣摩。

她住在外縣市，我希望和她見面，她說過來一趟不僅耗費時間、金錢以及體力，家裡有幼年的孩子要照顧，還要全權處理丈夫的喪儀大小事。其實真正的原因是，一路陪伴丈夫從入院到死亡的過程，讓她困在心力交瘁的軀殼中。她在電話裡說，這個醫院是她的傷心地，如果再踏入，她會崩潰。

起初，我們的談話並不算愉快，她的語氣即使疲憊，仍舊處處充滿情緒。

「你說你們有好好在照顧他，但就我看來，你們根本是把他晾在一邊，任由他的病情惡化！」丈夫從住院到離開，短短一個多月的時間裡，不僅兩度裝上葉克膜，最後還裝置昂貴的心臟輔助器，即使如此，丈夫的心跳非但沒有持續跳動，最後甚至連張開眼見她最後一面也不可得。

他就這樣去了，她只要想到，丈夫的人生最後，竟然是用如此備受折磨的方式惋惜離去，她就會開始怪自己，怪自己當初沒有選擇幫他轉院，怪自己還傻傻的相信醫生會全力救他。

她的憤怒，令在話筒這端的我不寒而慄。對我而言，這是一個沒有劇本的考驗，我沒有參考臺詞，沒有導演指示，每一回接話的字句都像是在選擇機會與命運，稍一不慎就可能處碰到對方的底線，更何況她已經決定把我們拉入谷底，在她心裡，我們不值得有翻身的機會，她甚至想同歸於盡。

但我也是有備而來，事情的來龍去脈，透過與醫療團隊的討論，以及醫療和護理記錄等，我的醫療背景與專業告訴我，過程中，醫療團隊已竭盡所能，現代醫療能為她丈夫所做的，他們都做了。

她的丈夫送到醫院來的時候已經陷入昏迷。急診室在最短的時間內為他進行電腦斷層檢查，結果卻是最不樂見的，他的主動脈剝離從心臟出口一路裂到底。

主動脈剝離是一種相當複雜且致死率極高的心血管疾病，依據統計，若沒及時處置，至少會有一半的急性主動脈剝離患者在發生後的四十八小時內死亡。面對主動脈剝離的患者，往往都是醫師與死神談判的時刻，他們必須聚精會神，以最快的速度、最佳的工具，試圖在死神鐮刀落下之前把人給拉離現場。

當時，醫療團隊為他做了人工血管，決定為他裝上葉克膜，並且曾經有那麼一小段極為珍貴的時間，大家都以為可以把病人安然的救回來。

他不僅清醒過來，指標數據也顯示有所好轉，甚至慢慢的開始進行呼吸訓練，最後還成功將呼吸器卸除。隨著他身上的管路愈來愈少，儀器數據近乎安穩，很快就達到能卸下葉克膜的指標。

「結果葉克膜才拿下來兩天，你們又說要裝回去。」她失聲控訴著，如果葉克膜多裝幾天，不那麼輕易取下的話，或許她的丈夫能恢復得更好一點，也能活得久一些。

但在醫學的角度上，並非如此。

葉克膜提供足夠氧氣與血液輸出量給全身器官，雖然可以暫時代理心臟與肺臟的工作，但葉克膜不能治病，只是與死神爭搶時間，讓患者血液循環、血氧供應以及血壓等有機會能恢復正常，也讓醫師有時間找出治療的方式。

但醫療自古至今從來就不是萬能，患者本身的體力、狀態以及修復能力更是左右著治癒的機率。

很可惜的是，她的丈夫先天心臟就不夠強壯，在這次主動脈剝離之前，就已經裝了好幾支支架；裝上葉克膜之後，日子一久，葉克膜無法完全取代心臟功能，末梢血液循環不僅會變差，四肢末稍更會開始發黑，嚴重的話就必須要截肢。

在不移除葉克膜的前提之下，為了讓血液循環通暢一些，也避免神經與血管持續受到壓迫而擴大發黑的範圍，醫療團隊在主動脈弓下方裝設支架，並將下肢腫脹部分切開以達到減壓的效果。

「我每次去看他的時候，一大片血肉就攤在那裡，你知道我看了有多捨不得嗎？」想起不久前那一幕幕，她就心痛萬分。

但她選擇遺忘的是，醫生其實有告訴她這是一個過程，需要減壓的時間，大約一至兩週左右，在此之前會以強力抗生素控制，以避免感染的可能。但當時她只覺得度日如年。

這一切的積極作為始終得不到病人身體的正面回應，隨著他的下肢循環持續停擺，臀部兩側也開始產生發黑，腹部組織壞死範圍逐步擴大。

最後的結局是，丈夫的身體再也支撐不了這些，他的意識開始進入永眠，身體也走向不可挽回的敗壞，最後心臟停止跳動。

他最後的模樣，已經不是原本的他了，在妻子眼裡，是那麼殘破不堪。

「當時醫生做了什麼？他們只幫他在肚子做一個人工造口，那些壞死的組織連清都沒有清！」此刻，她的情緒已經瀕臨崩潰邊緣，電話那頭啜泣的聲音，彷彿一道微風都可能將她擊垮在地。

「關於這部分，我可以舉個例子跟妳解釋嗎？」從通話至今，已經過去四十五分鐘，我也漸漸的從她那一句句的控訴中找到了萬結難解的源頭——其實在醫院裡，醫師做每一個醫療措施時，都有清楚明白的告訴她為何而做，但是這些醫療專業知識說來簡單，要能完全理解卻很困難，尤其是在心慌意亂的時候，能聽得清楚一半就已經不錯了。

「好，我聽你說。」電話那頭開始沉默。

「一個腹部末期癌症的病人，比如大腸癌、卵巢癌或是胰臟癌等，當他在面臨腸阻塞就醫的時候，醫生能替他做什麼？」話筒的另一方持續靜默，等待我繼續將話說完，「此時醫生要做的，就是讓他的腸子通順，可以順利的把大便排出來；這時候醫生不會把肚子整個打開，將癌細胞清除乾淨，因為癌細胞早已經到處蔓延了。」

「或許妳覺得人工造口只是治標，解決了腸阻塞，但並不能挽救病人的性命。」我稍微停頓，協助電話那頭的她梳理思緒，「如果能治本，醫生絕對會奮不顧身的幫病人，但眼下的狀況，癌症已經無力可治，醫生能再替病人做的，就是讓他身體舒服一些。」

對方依舊不語，但我卻認為這是一個最好的回應，她在思考，心裡的怨懟開始動搖。於是我把這通電話那頭的字字句句，融成我心裡真誠的感受。

「太太，我想跟妳說一句我心裡的話，我希望妳能聽得進去。妳願意聽嗎？」

她再一次說了「好」。

「妳是一個好太太。」這句話我放慢了語調，過了幾秒，電話那頭再度傳來啜泣的聲音，但我的話還沒說完，「從醫生的轉述中，從今日與妳的談話中，妳都讓我感覺到妳是一個很好的太太，這一個月來，妳沒有虧待妳的先生，妳能為他做的，都做了。」我可以聽到彼端泣不成聲，拿面紙擤鼻涕的聲音。

「但我也想跟妳說，這個月照顧妳先生的醫療團隊也都是好醫生，妳講的每一句話，醫生都有聽進去。妳可不可以告訴我，在妳印象裡，醫生為妳先生做了什麼嗎？」

她吸了吸鼻子，輕聲說，她要醫生全力救她的先生，無論多麼昂貴的儀器都用上，於是醫生使用了葉克膜，裝上心臟幫浦。她說她知道所有方法幾乎都用上了。

「在面對妳先生的病情時，妳跟醫生們的方向始終都是一致的，都盡了全力。只可惜最後的結果卻不是我們所想要的，醫生告訴我，他的內心也很難受，更難過的是，他沒有機會向妳表達。」

我的話讓她強忍的情緒再度瞬間潰堤，她開始放聲哭泣，好久好久，在她止住哭聲之前，我沒有再開口說話，也沒將電話掛斷，這是我現在唯一能陪伴她的方式。

在哭泣轉為啜泣、淚眼將歇之際，我才再度開口，「如果有機會，我誠摯邀請妳到醫院一趟，我們的醫生很願意親自跟妳見面。」

她的回應不再帶有怒意，抽抽鼻子，說著：「我想我不會再去醫院了。」

我知道，她不願再回到傷心地。

「我只希望今天這通電話可以解開妳心裡的結，不要再那麼地痛苦，因為妳真的是一位好太太，妳先生在天之靈，他是知道的，他不會希望妳那麼難過的。」我誠懇的，慢慢的說，希望她聽進去每一個字。

我還記得她最後的對話，是從憤怒、傷心、激昂的語氣，逐漸願意傾聽、釋懷，最後她從話筒那頭飄過來如羽毛般細微的聲音，「我知道醫生都盡力了，你也很願意幫助我。謝謝你，李醫師，我心裡有好過一點了，我會堅強的。」接著是輕輕掛上電話的嘟嘟聲。

這是一通沒有勝負的電話，也不是一場誰該負責的對話。它更像是一顆受傷的心，在長時間的沉默與傾訴中，試著靠近願意傾聽的人，希望被理解、期待被撫平。

我們都無法阻止死亡，但我們可以在死亡之後，試著讓活著的人不再孤單、不再自責。那個女人或許永遠走不出失去摯愛的傷痛，但至少，讓她知道：這一路，她不是孤單一人，有人願意握著話筒，聽她傾訴，不爭辯，只陪伴。有人願意說出那句最簡單卻最重要的話：「妳是一個好太太。」

幾年過去了，我們沒有再聯繫；當時她字字血淚的存證信函，還在我的抽屜裡。

至今，我沒有見過她。

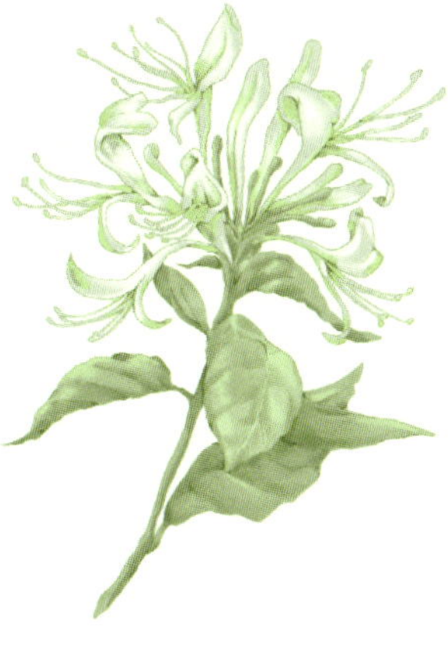

第三篇

相信

在醫院裡，我常常是那個靜靜傾聽病人與家屬心聲的人。他們的言語有時夾雜著怒火、困惑，甚至絕望，但我從不急著反駁或澄清。我選擇相信每一句從他們口中說出的話，因為唯有傾聽、相信與真誠的肯定，才能讓他們在混亂與痛苦中感受到——醫院不是在防衛，而是在理解；不是想規避，而是誠意溝通。

醫療過程中，難免出現傷痕與誤解，而那份負面情緒，如潮水般湧來，有時甚至淹沒了我們醫療人員的自我價值。許多同事會說：「我們明明已經盡力了，為什麼換來的卻是責備？」這種挫敗，真切且沉重。但在我心裡，我始終不願輕易用「他們只是想要賠償」的想法，去簡化家屬的哀痛，因為那會使我們失去作為醫者最珍貴的人性光芒。

我知道，醫病之間若已走到了誤會或衝突的那一步，唯一能讓彼此靠近的，是讓他們清楚地感受到：醫院不是來「處理一個問題」，而是誠懇的，願意信任他們、陪伴他們，一起走過那段最艱難的時光。

我更相信，大多數的病人與家屬都是善良的，只是在醫療過程中被現實所傷。他們心中那塊裂痕，可能來自無法挽回的遺憾、來自錯愕的過程，或來自未曾被好好解釋的未知。我們的角色，不應是與其對立，而是主動走近、伸手撫慰，為他們心中的痛，點亮一盞可以依靠的燈。

唯有真實地相信，才是面對危機的第一步。

也唯有彼此信任，才能共同度過風暴。

01 失落的紗布

「黑暗無法驅散黑暗，只有光明能做到。仇恨無法驅散仇恨，只有愛能做到。」

——馬丁・路德・金恩（Martin Luther King, Jr.）博士

在醫療與法律交會的戰場上，每一場風暴都真實地捲動著人的命運——那不是冷冰冰的爭議，而是一段段充滿失落與盼望、懊悔與體諒的生命歷程。在這些錯綜複雜的瞬間裡，我們看見的不只是醫師與病患的角色，而是一顆顆渴望被理解、被善待的心。或許無法每一次都挽回結局，無法每一場都避免傷痛，但只要我們願意放下防備，走近彼此，說一句對不起、給一個解釋、留一份真誠，那些最深的裂痕，也終會被信任與溫柔修補。因為在醫療的世界裡，最動人的從來不是權威的判決，而是那一雙雙仍願緊握彼此的手。

而許多真實的生命故事，因為醫師與病患之間那細膩情感連結，無論有沒有走上法庭。無論痛苦如何深沉，無論爭議如何激烈，當理解與善意點亮彼此的心房，信任便成為撫平傷痕的良藥。這信任，不僅是醫療的根基，更是人與人之間最珍貴的溫暖，讓我們在風暴過後依然能看見彼此的眼神中，閃爍著那份不滅的希望與關懷。

法庭

他靜靜坐在那裡，像被灌了水泥的身軀，筆直得幾近僵硬，將那本就瘦削的背脊撐得異常挺拔。外表看似冷靜無波，臉上不帶絲毫情緒的起伏，但他眼神裡的黯淡卻洩漏了內心真正的風暴——那位他傾盡心力守護的病人，走了。

那是一場數小時馬拉松般的心臟手術，他幾乎沒有休息，從開刀房一路守到加護病房。原本稍見起色的病況，卻在某個平靜的清晨戛然而止，心跳突然停止，一切努力化為虛無。而如今，在這個他應該在病房查房、回診的時間，他卻坐在法院的被告席上，被當成嫌疑犯，等待命運的宣判。

隨著法官、檢察官和書記官魚貫入場，法庭響起一陣細微騷動。有人抬起頭，有人不自覺地調整坐姿，也有人開始心跳加快。我坐在旁聽席，望著被告席上的他。他依然一動不動，臉上沒什麼表情，但那份沉重的氣息卻從他身上緩緩流瀉，如困在琥珀裡的蛹，靜止、窒息，彷彿連痛苦都無法說出口。

法官唸出他的名字，他的回應不是言語，而是將腰背挺得更直一些。這樣的場景對他而言早已熟悉，兩年來檢察官的偵查過程，他早聽過無數次那段熟記於心的「宣讀權利」，「第一、你可以保持緘默，無須違背自己之意思而為陳述；第二、可以請求調查對你有利的證據；第三、你可以請辯護人。」他甚至可以倒背如流。

今日陪他來的，除了坐在他身旁的律師，還有我，一如過去兩年，我始終沒有離開他的身旁。他眼神劃過我的方向，或許，在這樣的時刻，我的出現能讓他安心些。

是的，他被告了。病人的家屬提起刑事訴訟，一紙控訴將他推上被告席。在多數國家，醫療爭議多以民事處理，因為世上極少有醫師會故意傷害病人。然而在臺灣，超過八成的醫療爭議直接走進刑事庭，因為刑事體系賦予檢察官強大的調查權力，得以調閱病歷、傳喚證人、尋求醫療鑑定，成為原告尋求真相的國家之力。

但若你細看歷年統計，會發現醫事人員最終被判有罪的機率不到百分之五。不是因為制度寬容，而是因為多數醫師，都是盡了最大的努力，只是未能敵過命運的安排。

然而，即使如此，這位醫師仍被檢察官以涉嫌過失致死的理由起訴。案件一路進入地方法院，歷經證據交鋒、法庭對峙，他與律師努力為自己的清白辯護，終於宣判無罪——但那並不是什麼值得歡呼的勝利。因為我們都知道，在這兩年裡，他一次又一次重溫那場急救的痛苦細節；病人的死，一次又一次刺痛家屬的心。那不是審判，那是一場無止息的心靈撕裂。

宣判結束後，病人的家屬走向我們。旁人緊張地屏息以待，然而迎面而來的，並非怒火，而是禮貌與克制。他們微微鞠躬，眼神沉重，誠摯地望向那位醫師。

「我知道你真的很努力，很盡力了，謝謝你。」

那聲音低沉，沒有激動，卻像風鈴在空蕩的心裡輕響。家屬的眼神沒有光，那是喪親之痛深沉到令人無法直視的灰暗，「很抱歉讓你來到這裡……我們只是想知道答案而已。」

說完，他伸出手，緊緊握住醫師曾為他家人搏命守護的那雙手，然後轉身離去，步履沉重如鉛。

我與那位醫師默默並肩離開法庭，在回醫院的路上，心中翻湧著千絲萬縷的思緒。剛才那一幕讓我頓悟——即便醫療爭議走上了法庭，仍舊能保有對醫師的感謝與尊重，那必然是因為曾經深厚的醫病關係，這樣的場景不常見，雖然動人，我寧願病人在醫院裡就得到他們要的答案，而不是拖著滿身傷痕走進法院，讓一場本就痛徹心扉的經歷，被一次次撕裂、攤開、審問。

自從擔起醫療事故關懷小組召集人的職責，我便深知，這條路不只是制度的堅守，更是一場場人與人之間的情感修補。每一次面對醫療爭議，我都盡己所能在院內尋求解答，努力釐清事實的輪廓，不讓問題延燒至冰冷的法庭上，而是盡早為彼此的傷痛，找到出口。

我渴望成為那道橋，一頭連著醫療團隊，一頭牽著病人與家屬——試著化解誤會、澄清不解、平撫憤怒。

作為麻醉科醫師，我熟稔手術間的語言，也理解同仁們在壓力與責任下所做的抉擇。我同時走入病房，靜靜傾聽病人與家屬的聲音，設身處地理解他們的委屈、害怕與失落。這不是一件容易的事，說服、解釋、等待理解，都需要時間與真誠，更需要放下醫者的防衛，去感同身受。

回頭看，真正讓爭議得以撫平的，往往不是技巧，不是語言，而是那份平日裡悄然累積的信任——一種在看似平凡的醫病互動中，緩緩成形的情感牽絆。那天，我深深體會到這一點，是在那場「遺失的紗布事件」裡。

那是一位老婦人，從臺東遠道而來，為的是接受一場高難度的脊椎手術。對她這一輩的人來說，脊柱是「龍骨」，撐起整個身子的根本。她與家人權衡良久才下定決心，走進開刀房的那一刻，彷彿把一生的勇氣都用盡。

手術進行得謹慎而繁瑣。開刀房護理師數著一條條紗布，遞給醫師各種尺寸的紗布止血。有的像手掌般大，有的卻小如指甲片，用來嵌入脊椎細縫。這些微小的紗布末端連著細長線頭，設計的目的，是為了「不遺落」；小紗布上頭還織入一條藍色放射線可見的標記，為了萬一找不到，它小小的身影可以在X光上現形。

手術結束時，清點百條小紗布，線頭數量正確，卻硬是少了一塊小紗布本體。眾人神色緊張地翻遍所有托盤與器械，卻像在尋找一滴消失於空氣中的水珠，它應該在，卻又無影無蹤。

在手術室照了X光，卻沒有捕捉到那條藍線的痕跡。時間壓迫下，手術團隊只能關閉傷口，帶著懸而未解的不安走出手術室。

術後，婦人恢復良好，準時出院。但主治醫師的心卻始終無法安穩。那片細小的紗布像一絲寒意，無聲地潛藏在他內心的角落，他反覆祈求——它不是留在病人身體裡，而是掉進某個不起眼的手術室角落。

三天後，老婦人回到了醫院，不是回診，而是掛了急診。她說開刀的傷口紅腫發熱。急診醫師連絡上骨科醫師，而這一次，X光不再沉默，那條藍線清晰浮現——那塊消失的小紗布，正靜靜躺在她的脊椎縫隙。

消息迅速傳至我手中，我立刻趕往病房。她又得住院、再開一次刀，只為取出那被遺落的小紗布。

她坐在病床上，眼神中浮現的不僅是身體的疼痛，更是一種「怎麼又來了」的無力與委屈。

「我開這個骨科的刀已經很痛苦了，怎麼運氣那麼不好，醫生說掉了一塊紗布在裡面，還要再開一次刀……」她的聲音輕柔，但憂愁沉甸甸地壓在語尾。

我盡力安撫她的情緒，「這次只是取紗布，手術不大，不用再打釘子，也不會像上次那麼辛苦，很快就會好的。」

她點了點頭，表示醫師也早已仔細向她解釋過一切。語氣一轉，她忽然笑了笑，「我是臺東人，這次特地跑來花蓮，就是為了找這位醫生幫我開刀。」

我看病房內沒有其他人，便問：「有其他家人來陪妳嗎？」

她的臉色暗了下來，「我女兒來過，很生氣，說要告這個醫生。」

我心頭一緊：「那妳呢？」

她嘆了口氣，眼裡像浮起一層霧，「我跟我女兒說，千萬不能告。這個醫生對我很好，我看得出來，他真的很懊惱，也很自責。」

那是一種溫柔的體諒，一種即使身心俱疲，也願意替他人說話的寬容，「他第一時間就老實告訴我，也很快幫我安排住院跟手術。人家這麼老實，哪裡捨得怪他。」

走出她的病房，醫院裡冷氣強勁，肌膚感到寒意，但我的心卻被一股溫熱的情感包裹——那不只是信任，更是善意的回應。那一刻，我知道，這位醫師所做的，不只是術後的處理，而是他在病人心裡長年累積的誠懇與關心的種子，已成長為病人賴以庇蔭的大樹，難以撼動。

我在醫療的世界裡，見證過無數爭議，也見證過無數和解。真正讓人動容的，不是漂亮的辯解，而是一位醫師、一次次貼心的說明、一份從未放棄的關心所鋪陳出的愛與善意之路。在一次又一次的醫療風暴中，這份醫病之間的深厚關係，是比法律更有力的裁判，是比言語更動人的理解，如涓涓綠水，溫柔卻堅韌，足以穿石，化解一場場本可走向對立的爭議。讓醫療回到它最初的樣子——信任。

02 四年後的和解

「以智慧善解，以愛彌補缺憾，逆緣就能轉為善緣。」
——證嚴法師

有些傷口，醫療無法治癒，但一個真誠的擁抱，一句飽含歉意與理解的「對不起」，卻能穿越所有醫病之間的誤解與傷痛，照亮彼此心中那塊最柔軟的角落。

這段醫療旅程，或許沒能挽回一條生命，卻以理解與誠意，挽回了一份破碎的信任，也讓我們看見，在醫療的世界裡，有些最動人的奇蹟，來自「人與人」之間，願意彼此靠近的一刻。

醫療從來不只是救命，更是守護信任。

在醫療這片無聲戰場上，醫師如同披甲的戰士，日日夜夜與疾病周旋搏鬥。雖然訓練與經驗讓他們習慣預測下一步的風險與可能，但總有些突如其來的變故，在不經意之間，打破預期，如疾風掀起平靜水面，令人措手不及。

那位婦人原是門診的病人，輕聲說著她常感氣喘，總覺得呼吸不上來。年輕的心臟外科醫師一聽，心頭一緊，一種難以言喻的不安油然而生。他立即為她安排了精密的檢查，結果卻不如人意。

「妳的左心主動脈瓣膜有問題，必須更換，而且連帶主動脈也要一併置換成人工血管。」醫師語氣平和、神情沉著，盡量用最親切的語彙，帶著耐心為她說明心臟裡那扇老舊閥門與即將展開的戰役。

婦人靜靜聽著，努力吸收那些她未曾熟悉的醫療詞彙。她的眼神在恐慌與不安間游移，像在風中搖晃的蒲公英，拚命穩住自己，不讓心神被吹散。

「這樣說，妳明白嗎？如果有任何疑問，我都在。」醫師溫和地補上一句，那份關照讓她內心稍稍安穩。

這位醫師，外表看來像個鄰家的大男孩，但診間裡口耳相傳的是他的縝密與貼心。她女兒問了所有家屬都關心的問題，「醫師，我可以請問這個手術的成功率是多少嗎？」

他略微沉思，眼神堅定，他必須實話實說，但以病人的狀況，等待只會拉高危急指數，因此他接下來所說的話也必須揉進足以令病人安心的數據，「這是一個高風險的大手術，併發症的可能性相對較高，但整體成功率約有九成。」

這句話像是一盞燈，點亮了她在迷霧中的路。她選擇相信他，把自己的心，交給了這位溫柔卻果決的醫者。

然而我們都知道，成功率的數字，在每一個具體的生命裡，其實毫無意義。即使失敗的機率只有百分之一，當它降臨，那就是一個家庭百分之百的崩塌。遺憾的是，這次，她落進了那百分之十的不幸之中。

手術後，搶救如烈焰燎原般展開。雖然生命跡象尚存，卻未真正脫離危機。婦人被送進加護病房，醫師也未曾離開。他捨棄回家的機會，拉來椅凳守在病床邊，雙眼緊盯著儀器，不眠不休。有時他會在病房昏黃的燈光下，雙手交抱胸前，稍作瞇眼，但意志從未鬆懈。

加護病房的會客時間，女兒在每日的探視中，總能在醫師仔細說明的同時，留意到他充滿血絲的疲憊雙眼。心中有說不清的沉重與感激交雜。

然而，婦人最終還是離開了。在沒有一句遺言可供填滿的情況之下，這一走掏空了許多家屬的心。她的離世像突如其來的狂風，摧毀了家屬的理智與情緒。哀傷裡裹藏著不甘與震怒，一場壓抑的風暴終在醫院的會議室爆發。

他們有備而來，整齊一致的穿著黑色上衣，素未謀面的家屬用尖銳的話語砸向那個他們曾經信任的醫師。年輕醫師耐心以對，甚至站在白板前畫圖說明手術過程。依我對這位醫師的認識，清楚感覺得出在他努力說明的平靜語調裡，滿是委屈的情緒。在如此衝突的場面上，年輕的醫師依舊是病人眼裡的那位鄰家男孩，可是看在失去至親，某些家屬的眼裡，卻彷彿披上殺人兇手的外衣。

坐在會議室一角，婦人的女兒低著頭，一言不發。她曾目睹醫師不眠不休的守候，卻在此刻，語塞於眾聲喧嘩之中。

最終，他們選擇提告。對於所有曾付出的努力與堅持，醫師沒說什麼，只默默收下這場風暴留下的餘燼與傷痕。

風暴總會過去，沒有人刻意去收拾殘局，但生活還是會一一歸位，只是有時候當某些人、事、物、場景稍稍觸及到這個回憶時，都不禁讓人發出輕聲的嘆息。幾次我路過加護病房，看著這位年輕醫師的身影又在某個病人術後狀況不穩定時，捨棄休息與陪伴妻兒的時間，選擇坐在病床旁的椅凳上陪著病人度過難關的景象，就湧起心疼。毫無疑問，他是個會將病人之苦放在自己身上的醫者。

「明明他們也知道醫生很努力在救，也知道他不眠不休守在加護病房幾天幾夜……」這些話不知道在我心裡翻騰過幾回。

時間的長河從不為誰停留。一年多後，醫學鑑定出爐，證實醫師沒有疏失，檢察官也以「不起訴」結案。法律給了醫師公道，卻未必撫平他內心那道深藏的傷口。

直到四年後的某一天，我接到醫院公共傳播室主任的電話，那一頭傳來神經緊繃的聲音：「您記得四年前有一個心臟外科的醫療糾紛嗎？」

我心頭一震，迅速從資料夾中翻出那場糾結的記憶：「記得，那件案子最後不起訴啊，怎麼了？」

「病人的女兒打電話來……說想見那位醫師一面，請我們安排。」

我愣住。這樣的請求極為罕見。都四年了，為什麼要見面？目的是什麼？家屬還沒有放下嗎？見面會發生什麼事？拒絕的後果是什麼？即使有豐富關懷調處醫療糾紛經驗如我，也完全摸不著頭緒。

我們回電，有禮的請教見面的動機，病人的女兒聲音輕柔而清晰，一一道出這四年來心情轉折：「我媽媽是一位受人敬重的人，也很重視我們的教育，一直教我們要尊重醫生，因為醫生是救命的人。」

談及此，她停頓了一會兒，像是在深呼吸，語氣忽然沉重：「我們當時的態度不對……媽媽若在天上看見我們那樣對待那位醫師，一定會難過。請問，我們可以親自向他道歉嗎？」

劇情轉折得太快，叫人措手不及，我明白，雖然這是一場遲來的善意，仍需要得到醫師的同意。我知道心思細膩的醫師即使沒說，這件事情無論過去多少歲月，之於他而言始終是內心角落的一道陰影。

我轉告醫師，告訴他不用勉強。他沉默片刻，點頭：「好，我願意見他們。」

會面那天，咖啡香瀰漫的會客室裡，醫師在約定的時間前來，病人的女兒哭著走向他，想說的話被啜泣聲切割得零零碎碎，語不成句，但還是努力的把擱在心裡多時的話都說了出來：「我很抱歉……我知道你一直守著媽媽，你真的很盡力，我其實都有看見你有多用心，當時家人情緒很激動，我的壓力很大，不知道該說什麼。真的很抱歉當初這樣傷害你。」

醫師走上前去，伸出雙臂，輕輕抱住她，溫柔得像那天診間裡，他第一次對婦人解釋病情的語氣：「沒事了……真的沒事了。」

他們紅著眼，相視一笑。那一刻，像一道久違的晨光，照進兩人心中封塵已久的角落。

年輕的醫師，選擇在眾聲喧譁中不曾動搖初心，經歷法庭審理的煎熬不曾背離病人的苦痛。四年後，他依然願意轉身，給予家屬一個寬恕的擁抱，那不只是對道歉的回應，更是一場靈魂的和解。在那一刻，醫師不只是醫治病體的人，也成了療癒傷痕、修補關係的使者。

而那句輕聲的「沒事了」，是醫者之心最深的慈悲，是對人性最寬容的回應，讓彼此走散的心，在四年後，重新相逢；也讓自己，走出那道沉默的陰影。

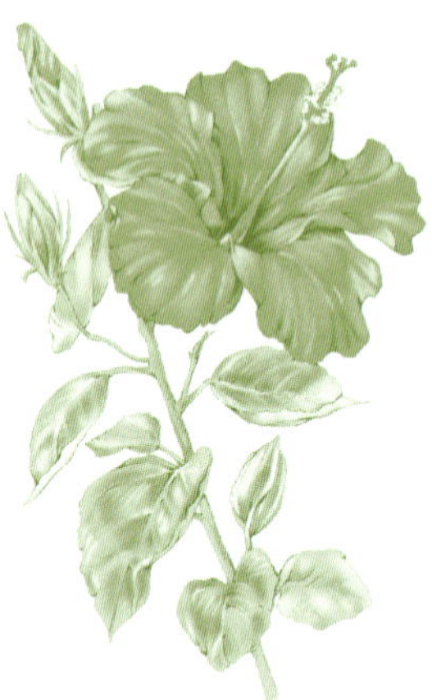

03 醫師的淚水

「信任不是空氣，但它是人心在風暴中唯一能呼吸的東西。」

——佚名

我們總說醫療是一場科學與人性的拉鋸，但其實，更多時候，它是一場關於「願不願意靠近」的選擇。靠近病人的痛，靠近家屬的恨，也靠近自己心中那一塊容易碎裂卻真實的所在。

沒有人不會犯錯，也沒有人生來無懼。但能在失誤發生後，仍願挺身而出，直視他人哀傷與自己的無力，這份誠懇，遠比完美更令人動容。

在那天的擁抱裡，我看見醫病之間最深刻的理解不是來自辯解，而是來自「願意陪你一起痛」。

這或許正是這條醫路上，最真實的光亮。

臺東馬偕醫院

有時，我會不自覺地懷念起那段青春歲月。懷念那個說著一口不太流利中文，卻總是溫和地喚我「李大夫」的身影，懷念那個我還只是年輕住院醫師的自己，懷念那些以熱血與堅持交織而成的日子。

那年，是我在臺北馬偕醫院麻醉科住院醫師的第二年。彼時，剛啟用的臺東馬偕醫院醫師人力短缺，需要由總院派遣支援人力輪流前往。當我得知輪到自己時，心中既忐忑又振奮，像是即將踏上一場未知而莊嚴的旅行。

當時臺東馬偕麻醉科，只有一位主任獨自撐著。他是一位來自美國醫學中心的華裔主治醫師，一位虔誠的基督徒。他告訴我，因為看到臺東偏鄉馬偕醫院的招募訊息，毅然決然辭去原本穩定優渥的職位，帶著一只簡單的行李箱，說著蹩腳的中文，踏上這片土地。

我還記得第一次見面，他對我既誠懇又禮貌，即使我只是個短期支援的住院醫師，他仍然尊重地請我挑選值班時段，「李大夫，你勾一下，我們一人值一半。」他邊說，邊將排班表輕輕地滑到我面前，笑容中藏著些許疲憊，更多的，是有人願意來支援的感激。

我只看了一眼，便將那張紙又推了回去，語氣篤定：「全部我來值就好，每個月能有個週末回臺北看看家人就可以了。」

他的驚訝神情至今仍鮮明留存在我腦海。「這怎麼可以？」他喃喃。

「您是主任，我是住院醫師，值班是我的責任。」我說得理所當然，那一刻我相信，這不只是對工作的承擔，更是一種彼此信任的開始。

手術室的刀愈來愈多，醫院逐漸步上軌道，我乾脆放棄回宿舍，也不去人來人往的共用值班室，搬了幾個紙箱和一塊木板進開刀房儲藏室，把那裡變成我的臨時棲身之所。在那四個月裡，我睡在木板上，看書、做研究，還偷空寫了不少情書，追求日後成為我妻子的那位女孩。

也是在那裡，我體會到與白天截然不同的醫院節奏。在寧靜的夜裡，醫院少了人聲喧囂，多了孤寂與沉默，有時只有星辰與我作伴。偶爾，一場突如其來的緊急狀況，會打破這樣的安詳，就像那晚，被送進急診的那位重傷的士兵。

他因嚴重車禍大量失血，急需輸血，醫院的A型血庫存緊繃，我是A

型，沒多想便挽起衣袖捐血，醫院同時聯繫鄰近兵營緊急支援。麻醉科主任很快趕來，熟練地投入急救，我則在捐完血後馬上穿回手術服，努力將一袋袋熱血輸進男子體內，只為延續他的生命。

命救回來了，我卻在疲憊中久久難以入睡，躺在那張簡陋的木板床上，心裡反覆浮現著：「原來，在偏鄉要救一條命，是這麼難。」

那晚之後，我的心多了一份沉重，也多了一份堅定。我知道，在偏鄉，不僅需要短暫的熱血，更需要能真正獨當一面的醫師。

我回到臺北繼續完成訓練，當上主治醫師後的第七年，那雙曾經脆弱的翅膀已然豐滿，當年那種失落與無力，也終於沉澱。我決定出國沉潛一年半，靜靜思索人生的下一站。

回來後，我選擇來到花蓮慈濟醫院，那是二十六年前。當時麻醉科僅有兩位主治醫師，日以繼夜承擔院內所有手術的麻醉工作，我彷彿又回到當年住院醫師的節奏，一個月值班十天，日夜奔波。

曾經心生退意，但每當想起證嚴法師在偏鄉創院的初衷，看到身邊這些白髮漸生、卻依舊兢兢業業的醫師們，我再也無話可說。這些前輩不說苦、不言累，只為守護偏鄉的病人，而我，怎能退縮？

幾年後，接下醫療事故關懷小組召集人職務，我更堅定自己存在的意義。我的責任，不只是麻醉與救命，更是在風雨中，陪著受傷的人們站起來。無論是病人，還是在失誤與自責中掙扎的醫師，我都希望自己能是他們眼中的一道光，穿越迷霧，照亮一條走得下去的路。

那些青春的過往，那個從美國到臺灣偏鄉奉獻、一聲聲帶著口音喚我「李大夫」的身影，已深深烙印在我記憶裡。或許，那正是我選擇留在這條路上，走得更遠、更深的原因吧。

而烙印在我記憶深處的，還有這則故事。

故事的開端，是在急診室最繁忙的深夜時分。那是一個充斥著呼號聲與儀器嗶嗶聲的場域，醫師面對危急病況時，總是先救命再解釋，因為每一秒的遲疑，可能都是生與死的分野。

午夜時分，一名腹痛難耐的男子在太太的陪同下抵達急診。他們匆匆訴說著病況，急診醫師一邊聆聽，一邊目光敏銳地掃過病人的面容——他的眼白與皮膚泛著病態的鵝黃。這是黃疸。

當劇烈腹痛與黃疸並存，意味著可能有嚴重的阻塞性病變。急診醫師一刻也不敢耽擱，迅速啟動檢查程序，腦中已勾勒出診斷方向。他懷疑，胰液與膽汁的出口被卡住了，這導致胰臟炎與膽道壅塞同步發生。

電腦斷層的影像，果然驗證了他的推論。阻塞點在十二指腸的「壺腹」——膽管與胰管交會，導引消化液入十二指腸的要道。

「阻塞的可能性有兩種，一是結石，一是腫瘤。若是結石，我們可以用胃鏡取出來；但影像上看起來……比較像是腫瘤。」當急診醫師說出這句話時，現場的情緒彷彿凍結在琥珀之中，活生生卻鴉雀無聲，「我們需要進一步透過切片來確認這個腫瘤是良性還是惡性的。」

那一刻，空氣像是突然凝結了，病人的太太怔怔地站著，原本緊握的雙手鬆了又緊。她勉強點了點頭，此時的她感到無助與絕望，眼眶泛著濕意。來醫院前，她想過無數種腹痛的可能，卻萬萬沒料到，等待他們的可能是癌症這樣令人絕望的噩耗。

急診醫師拿起電話聯繫值班的腸胃科主治醫師，簡單扼要的說明病情，當他掛上電話後，抬頭看著病人的太太，盡量放緩語速，避免讓任何的稜角再度割傷這個太太的心，「腸胃科醫師會下來看妳先生，請稍等一下。」

當醫護們合力將病人扶上輪椅時，腸胃科醫師也踏著急促的步伐來到他們面前，他一抵達，就主動接過輪椅的把手，親自推著病人前往病房。

這一幕讓病人的太太微微一愣——她知道，推病人應是護理師或傳送人員的工作，卻沒想到深夜裡的主治醫師，竟親力親為、毫不做作。那一瞬，她原本被恐懼籠罩的心，悄悄浮起一絲依靠的感覺：這位醫生，是可以信任的。

「壺腹是膽汁、胰液的出口，如果堵住了，這兩種液體就會出不來。」醫師邊說著。夜裡的電梯比較好等，他們沒有等太久就進電梯了，腸胃科醫師熟門熟路的按下樓層，快速的按下關門鍵，「所以你會有胰臟炎跟黃疸的症狀，我們明天會用胃鏡進行切片。」

電梯門打開，他推著腹痛難忍的病人走出電梯，在護理師的指示之下來到病房，「接下來我會緊急安排術前的檢查，如果都沒問題，明天我會來帶你們去內視鏡室，馬上進行切片。」

第二天早晨，經由胃鏡進行的切片準時進行，順利結束，醫師把切下的組織送病理化驗。誰料想得到，命運卻在此設下意外的暗礁——切片處發生極罕見的穿孔，原應流入十二指腸的胰液轉而經由穿孔處流入腹腔，劇烈侵蝕周圍組織，迅速演變為嚴重胰臟炎，雖然照會外科醫師進行開腹清創手術，腸胃科醫師日以繼夜在加護病房陪伴，幾天後，病人仍撒手人寰。切片結果最終證實是癌症，但已變得不再重要，喪禮的安排凌駕一切。

女兒們匆匆從國內外趕回，她們悲憤難當，急切地想要知道父親怎麼會走得如此突然，憤怒的情緒在會議室裡蔓延，「不就是個內視鏡切片嗎？怎麼可能會死？醫院要給我們一個交代！」

醫學上有許多的難解，其中一個就是機率並不高的併發症，內視鏡切片穿孔即是其一，對於這項有一定機率的併發症，若要用百分比說明，彷佛一切都是天註定，那就太冷酷也太傷人了。

此情此景，我無法責怪她們的激動。對家屬而言，他們只看見親人倒下。「我真的盡力了……」那名腸胃科醫師臉色憔悴，他一字一句訴說過程中的每一個決定。他不為自己辯護，只自責的回憶著手術每個細節，他知道自己問心無愧，死神將病人帶往那百分比甚微的機率之上，他無法挽回。他低頭鞠躬，「從我進醫學院那天起，畢業來到花蓮，我就一心只想救人。」

那一刻，現場的氣氛凝結成霜，會議室安靜得只剩呼吸聲。病人妻子如失了魂，靜靜坐在沙發上，眼神空洞，彷彿一口氣被抽乾。每個人都懷著不同的情緒，但不再有人開口說話。於是我提議讓醫師先回到工作崗位上，醫師鞠了一個躬，轉身緩緩推開會議室的門。

門輕輕闔上，我轉向家屬，輕聲詢問：「請問有什麼事是我可以做的嗎？我會盡量幫忙。」

病人的太太依舊一語不發，女兒們沉默片刻，然後說：「我們希望那位醫師，到靈堂給我們爸爸上香。」

這是非常敏感的要求，我的臉上依舊是關切的表情，腦袋卻快速轉動。在醫療爭議尚未平息時，到靈堂上香無疑風險重重，我們不知道會面對什麼狀況，最壞的狀況是親朋好友集結，丟來無數足以壓垮人心的指責，那會是最難以控制的難堪場面。

「我可不可以知道為什麼你們希望醫生去上香呢？」我有禮的詢問，不帶尖銳的稜角，不能顯露任何質疑抗拒的情緒。

「如果他真的沒有隱瞞，我們希望他有勇氣，面對我們的爸爸。」她們堅定的眼神與一旁雙目破碎的母親截然不同。

我快步走往腸胃科醫師的辦公室，將家屬的請求轉達。他沒有退卻，只是點點頭：「什麼時候去？」

「明天早上七點半。我陪你。」

隔日清晨，我們抵達靈堂，病人女兒滿臉訝異，沒料到我們竟會真的出現，而且那麼快。醫師一身整潔，捻香，雙手合十，恭敬地在靈前鞠躬，默默道別——願他的病人，再無病痛，一路好走。

而這段期間，病人的太太始終沒有出現。

我們離開靈堂，打開車門，上車的前一刻，病人的太太突然從家裡飛奔而來，喚著我們的聲音還有點喘，她來到醫師的面前，猛然張開雙臂，緊緊的擁抱那位年輕醫師，淚水奪眶而出，「你來了，你是個好醫師，我都看在眼裡。」

即使傷心欲絕，她記得，這個醫師在大半夜裡親自到急診室推著先生上到病房，隔天一早又來到病房推著先生到檢查室去，她雖不懂醫療程序，但她懂得，那些並非醫師的「責任」，卻是醫師的「選擇」。她明白醫師是為了讓他們安心、不願讓他們等待，她相信，這樣的醫師絕對不會粗心的傷害她先生。

她的這一抱，彷彿也擁抱了那名醫師心中沉重的自責。那一刻，始終一臉肅穆醫師再也壓不住情緒，在她的肩上輕輕啜泣，淚水悄然滑落在她的衣襟上。

我眼眶不禁跟著泛紅，我輕拍他的肩，心中滿是敬意——他很勇敢，他選擇面對。

病人已遠行，愛卻留下；那個擁抱，悄悄彌補了裂痕，也溫柔地撫慰了彼此的心。這名願意在花蓮紮根、堅守初心的年輕醫師，至今依舊每天穿梭於病房、急診、檢查室，眼神清澈，步伐堅定。因為他知道，真心對待每個病人，就是穿越醫病之間裂痕的橋梁。

04 給病人的一封信

「極少數人能做偉大的事情，但是每個人都可以用崇高的愛去做平凡的事。」

——德蕾莎修女（Mother Teresa of Calcutta）

有人說，醫療是科學與藝術的交織，但我相信，更是一場人與人之間最真誠的凝視與傾聽。

在冰冷的手術燈下，有一位醫師用放大鏡尋找韌帶，也尋找著一個家庭修補的縫隙；在病房的每個黑夜，有一位女人守在床邊，不為原諒，而是為了不離不棄；而在一封不求回報的手寫信裡，有一份善意靜靜發酵，悄悄挽救了兩顆幾近決裂的心。

醫療的真正力量，不在於能接起幾條斷裂的韌帶，而是在那些看不見的時刻，讓傷痕得以被理解，讓破碎的關係得以修復，讓我們記得：**有些醫術，是從心而來的溫柔；有些治癒，是不開刀的奇蹟。**

開刀房外

午夜，伴隨著輕輕的轟隆聲，開刀房的門從裡面被打開了。守候在外的婦人急匆匆上前，直到與整形外科醫師相差一步的距離才停下。

「妳先生右手斷裂的韌帶有好幾條，我會盡力的接上。」醫生早她一步先開口，他沒說出口的是，接韌帶其實是一項相當費勁的手術，必須一根根的拉出來，並且再仔細的對接起來，過程中相當考驗眼力以及技術，每一個動作都必須十分細緻，即使對像他這樣資深的整形外科醫師來說，仍然毫無捷徑可言。

醫師除了有告知目前狀況的義務，同時也有表述風險的責任，於是他接著說：「但他的傷口整個被碎玻璃劃爛了，如果有缺損的話，恐怕得做韌帶移植。」

早在進手術房看到傷口時，他的腦海裡就已經有各種治療的想像，韌帶移植是最後的考量，而要取得移植的韌帶並不困難，醫院的組織庫裡有不少捐贈的韌帶，相信在必要的時候，很快就能找出尺寸相合的韌帶接上。

但他還沒來得及細說組織庫的存在，病人的太太就急匆匆的舉起右手，搶走話語權：「醫生，用我的！你拿我的韌帶幫他接上！我怎麼樣都沒關係，你就直接切下我的韌帶給他。」

身處醫院強烈的空調中，人情冷暖在此刻猶如一灶熱烈的爐火，烘暖了醫師與一旁護理師的心。

「太太，妳不用擔心，不需要用妳的韌帶。」醫師的臉上揚起笑容的時候，也摺出幾條隱形的皺紋，那是歲月給他的禮贈，也是在辛苦的值夜生涯當中，幾次類似的場景裡，讓笑容刻劃定型的印記，「醫院有組織庫，那裡有很多別人捐贈的韌帶組織，如果真的需要，我們可以從組織庫裡面找。」

他的話沒有讓家屬鬆一口氣，眼前的女人仍舊憂心忡忡，在沒有看到丈夫真正痊癒之前，這份糾結的心情會像一面編織完整的蜘蛛網，將她緊緊困在惶然不安裡。但此時此刻，她也只能相信眼前這個頭髮灰白、長得像彌勒佛、一臉盈盈笑意的醫師了。

隨著醫生轉身離去，開刀房的門再度被關上，她的眼淚從眼角流下，早先來不及擦去、已經乾掉的淚水，鹽分在她臉上的毛細孔裡亂竄，令她的臉頰微微發癢。但她沒有拭淚的動作，只是望著那緊閉的門，不斷的反覆唸著同一句話：「如果受傷的人是我就好了、如果受傷的人是我就好了……」

歷經漫長的等待，手術終於順利結束了，天已破曉，醫師轉轉緊繃痠痛的頸椎，走出來告訴她，撕扯斷裂之處，總算是全都接上了，接下來還得住院一陣子，日後只要好好照護、持續復健，就能恢復正常的生活功能。

女人噙著眼淚不斷鞠躬道謝，但在醫生的心裡，當他被急診室呼喚趕過去的那一秒鐘，就把病人當成是自己的本分事了。

他們住院好長一段時間，沒有請看護，全由太太在病床邊悉心照顧，每當護理師推門走進來，即便是三更半夜，她也能趕緊從睡夢中起身，等到血壓量了、滴完的輸液換新的，確定點滴流速正常之後，她才再窩進那張並不舒適的陪病床，淺淺的進入半夢半醒的狀態。

這段時間，大家看見她的無怨無悔，即使有時候她先生講話時會火花四濺，兩人的情緒過於高張時，隔壁床的病人與家屬還會被嚇得好一段時間都噤聲不語。從斷斷續續的惡言相向裡，大家大概都知道男人韌帶斷裂的起因是什麼了。

「他們夫妻常常起衝突，感情其實很不好。」當醫師巡房完來到護理站與護理師討論照護方針時，護理師們把他們聽到的破碎故事慢慢拼湊成一張完整的地圖，「吵架還是小事，聽說有時候老公還會對老婆動粗。」

受傷的那天，夫妻二人起了口角，兩人愈吵愈大聲，鄰居早已習以為常，也不願牽扯其中，窗一關、門一闔，就當沒聽見。怒意讓丈夫開始掄起拳頭，這一回，太太掩面哭泣，他揮出去的拳沒有落在太太身上，轉向一旁的玻璃窗。

玻璃應聲碎裂，男人的手滿布傷痕，鮮血淋漓，這時候女人也被嚇到了，看著他滿手扎著碎玻璃，她本來以為頂多就是割傷、刺傷，直到鮮血汩汩又沒有停止的跡象時，他們才共同意識到狀況不對，趕緊叫了救護車，到醫院時，男人的臉上幾乎沒有一絲血色。

「原來如此，難怪他剛進來的時候，手都被玻璃劃爛了。」近七十歲的醫師把現在聽到的故事與他趕往急診室看見的景象串聯起來，一切都明朗了，唯獨還有一塊影子牢牢的巴著他的思緒不放，讓他怎麼也想不通，「看來夫妻的感情確實不好，可是那天在手術房外，我的感受並不是這回事……」

眉毛開始被歲月漂白的醫師決定不去執著解開這個難解之謎，反而在心底湧出另一個想法。

他回到辦公桌前，決定寫一封信，拿起筆跟紙，一字一字的把想說的話寫出來，偶爾他會停下書寫的動作，回想著那天在手術房外面所發生的一切，女人的眼淚、急促的聲音以及近乎哀求的姿態……。

這封信寫好之後一直擱在抽屜裡，直到他認為男人傷勢已經恢復得差不多，決定讓他出院回家那天，才把這封信交給已經換下病人服、正等著太太收拾行李的男人，並交代他：「回家再看。」

男人拿著信，掩不住訝異，倒還沒聽說過有人出院時，會拿到一封醫師寫的信。

回家後，他往客廳的椅子一躺，鼻腔裡的藥水味在他的一呼一吸之間漸漸淡去，熟悉的味道讓他覺得放鬆，張開眼睛，家裡依舊如常，角落也還是一樣堆滿捨不得丟也沒時間整理的舊物，而那扇應該破掉的窗已經換上了新的玻璃，跟旁邊那扇窗的玻璃比起來，清透許多。

耳邊傳來窸窸窣窣的聲音，他太太從回家起就一刻不得閒，忙著把帶去醫院又帶回來的生活用品一一歸位，去廚房燒一壺水，拿起從醫院帶回來的藥物找尋可以擱置的地方。

他只是躺著，眼睛轉著，耳朵聽著，什麼忙也沒幫。突然，倒是想到了什麼，他吃力地起身，在盡量不要牽動受傷那隻手的姿勢下，把長褲口袋裡的那封信掏了出來。

信的內容並不長，平鋪直敘的寫著那天手術房外醫師與太太之間的對話。

「恭喜你終於能夠出院了，接下來的復健想必不會太輕鬆，但只要持之以恆，恢復正常生活指日可待，這些你應該都很清楚，我就不多說了。

但有一件事情我想讓你知道，那是你在接受麻醉後躺在手術臺上時發生的事情。

當我確認你的狀況之後，在手術房外告知你的太太，你的韌帶受損嚴重，如果狀況惡劣，需要接受韌帶移植。當時你的太太毫不猶豫舉起右手，很堅決的告訴我，請我把她的韌帶直接切下來給你接上。

她情願自己殘廢，也要救你。」

醫生的信裡，沒有一句勸告，沒有要他要對太太好一點，只是清晰描述著在他麻醉後不省人事的時候，隔著一道門之外所發生的事情。

幾個月後，醫院正在歡慶歲末年終，感謝過去的一年，祝福未來有個新的開始，全院的醫療人員都參加了，也包括部分的病人與家屬，他們夫妻也來了。當時那個在手術房外近乎崩潰、在病房裡疲憊不堪的女人已經煥然一新，她穿著最得體的衣服，臉上雖然依舊脂粉未施，但眉眼之間有了與往常不同的喜悅色彩。

「我要謝謝醫師，是他救了我們夫妻。」太太說，丈夫在看了那封信之後，像是換個人似的，對她百般的好，性格暴烈的他不再動不動就對她大小聲，偶爾夫妻意見不合的時候，他還會拉下臉主動求和。她笑著強調：「醫師接回的不只是我老公的韌帶，還有我和老公的兩顆心。」

這份分享與回饋，讓現場所有人無不動容。

這位主治醫師對病人的用心，其實不令人意外。在整形外科領域中，有一種不成文卻默默流傳的傳統——那些最耗時、最吃力卻最少回報的工作，例如照顧褥瘡、接血管、接韌帶，許多是交由年輕的主治醫師來承擔，除了被視為是一種「歷練」，事實上資深醫師體力也不如年輕醫師。而幫這位男子接韌帶的，卻是醫院整形外科中最資深的這位主治醫師。

他總是笑容親切，身影微胖，沉穩中帶著溫柔，無怨無悔地為病人處理惡臭的褥瘡、耗時的顯微重建。手術臺上，他戴著醫用放大鏡，低著頭，一針一線尋找著細如髮絲的韌帶與血管。手術完成時，他全身痠痛如同歷經一場戰役。多年前，他甚至因長期埋頭手術而罹患頸椎椎間盤突出，如今，雖然自己後頸多了一道手術疤，他卻依然挺身回到手術臺前，只因為病人有需要，他從未缺席。

那一幕深深觸動我，讓我想起民國初年醫學教科書中的一句話：「醫，難事也。醫生，非聰明人不能為，非精細人不善為，非仁心人不可為。」史懷哲也曾深刻地說：「醫學不只是一門科學，它更是我們的性格，與病人性格相互作用的一種藝術。」

現代醫學雖已突飛猛進，卻也在高效率與數據管理的夾縫中，逐漸冰冷。種種儀器與報告讓診間更像是理性的實驗室，醫師被壓縮的時間讓醫病之間的交流日漸稀薄，一個眼神的關照、一句貼心的問候，似乎正被時間和流程無聲地奪走。

然而，我深知，身邊仍有許多醫師，並非只是技術的執行者，而是用心感受病痛、體會家屬情緒的「人」。這位主治醫師，正是其中之一。他其實可以不用寫那封信——那對夫妻不過是他行醫生涯中的無數過客之一，但他選擇動筆，選擇傾聽，選擇成為那段婚姻中關鍵的轉捩點。他以一封信，不只療癒了傷口，也挽回了一段感情，改寫了一個家庭的命運。

在這漫長的行醫路上，他或許已無法記住每一個病人的名字，但病人卻記得他彎腰低頭的姿態、精湛溫柔的技術，與那份無可取代的仁心。他靠的不只是聰明的腦袋和靈巧的雙手，更是一顆誠摯、溫暖的心。正因如此，許多病患的傷口才得以真正癒合，不只在皮膚表面，更在靈魂深處。

第四篇

負責

當醫療失誤發生時，病人渴望的往往不只是賠償，而是一句真誠的「對不起」。

在美國耶魯新港醫院，一位女性病人，醫師切除了錯誤的一根肋骨。病人詢問為何需要再次手術時，醫師推稱：「第一次沒切夠，必須補切另一根肋骨。」

但讓她最痛心的，不是身體的錯傷，而是醫師不誠實。她期待一句歉語、一次坦誠的說明，卻換來了沉默、迴避與冷漠的應對。

直到訴訟展開，醫院方面才釋出道歉聲明，承認失誤並承諾改善系統缺失。病人的律師指出，如果醫師當時能勇於面對、坦誠溝通，許多爭議與傷害原可避免。這個案例不僅受到媒體廣泛報導，也成為醫學倫理課程中的重要教材。

在醫療現場中，失誤總有可能發生，而誠信與勇氣，正是在失誤發生後最被需要的醫者品格。病人並非不能原諒失誤，而是無法承受被忽視的心。他們需要的不只是修復身體的方案，更需要醫者看見他們的痛與恐懼。

醫病之間，最珍貴的不只是技術與知識，唯有真誠，才能真正療癒，才能從冰封的對立中解凍，讓彼此信任。而這一切，都始於一句：「對不起，我願意負責。」

01 我不會放過你們

「真誠的關懷，是化解誤會的良藥；用心的陪伴，是建立信任的橋梁。」

——佚名

在醫療世界裡，風險從不曾離開，錯誤也並非總能避免。

但人與人之間，總有一種力量，能讓傷痛不再尖銳。那不是技巧、不是藉口，而是願意留下來、面對一切後果的勇氣。

從敵意中生出理解，從理解中生出寬恕。

有時，一顆真誠的心，比千言萬語更有力量。

誠懇、承擔、陪伴，這些原本是醫療中的溫度，如今，在每一位醫師堅守崗位、願意擔當的背影裡，悄悄發光。

醫師辦公室

瘦小的腸胃科醫師聽到我轉述後，滿臉驚訝，像是掀開心底那一塊已經壓得發悶的重石，逐漸將這些日子累積在心頭的沉重壓力一點一滴釋放。他的神經像是這段時間一直緊繃放電的電線，此刻終於緩緩回歸平靜。他開口了，一個句子斷斷續續：「這……是真的嗎？」

我臉上的笑容不曾褪去，向他眨了眨眼，點點頭，用無聲的肯定回應他。

我們原本以為，病人兒子最不會放過的，是這個個頭瘦小、戴著厚重近視眼鏡的腸胃科醫師，結果，他說不會放過的，是我！

故事的開端是一場例行的大腸鏡檢查。

老太太在院外做糞便潛血檢查時，呈陽性。那家診所的醫師懷疑她體內可能潛藏腫瘤，語氣中帶著為難，「外面沒有痔瘡，這有可能是大腸癌的徵兆，妳這個狀況，要不還是去大醫院檢查一下比較妥當。」

老太太的兒子扶著她來掛號，挑了一位當天有看診的腸胃科醫師。

這位腸胃科醫師隔著厚重的鏡片，仔細看過資料後，耐心地解釋：「大腸鏡是目前最好的診斷工具，而且檢查時間不長。糞便潛血反應檢查呈現陽性，健保也有給付，您放心。」他的語氣平和、眼神誠懇，透過厚厚鏡片顯得格外真摯。

根據衛福部的統計，臺灣每半小時就新增一例大腸癌個案。大腸鏡檢查早已成為標準程序。醫師攤開同意書，詳細說明作法——軟式纖維鏡從肛門伸入，一路從直腸、乙狀結腸、降結腸、橫結腸、升結腸，最後抵達盲腸部位，有息肉就需要切除。

他也提了風險，包括那千分之一的腸穿孔機率。

老太太接受檢查後，結果僅是輕微內痔，沒有發現腫瘤。但她檢查完覺得腹部隱隱作痛，無法順利的排氣和排便，隨著體溫升高、身體畏寒，身體悄悄拉響了警報——她腸穿孔了。

腸胃科醫師發現之後，緊急聯繫外科醫師接手，老太太被緊急送進手術室。由於大腸鏡檢查前要喝瀉藥清腸，腸道處於清空狀態。幸運的是，她尚未進食，不至於有糞便從穿孔處漏出到腹腔而引起嚴重的腹膜炎，在全身麻醉下，外科醫師迅速用腹腔鏡修補破損，即可處理。預估需要住院觀察三到五天的時間。只是老太太高齡，恢復比年輕人更緩慢。外科醫師估計，一個禮拜或是兩個禮拜都有可能。

聽到母親腸子穿孔、必須開刀、全身麻醉，老太太的兒子憤怒不已，蹬著一雙夾腳拖鞋在護理站前來回踱步，聲音如洪，暴跳如雷。

我把他請進協談室，他的體格壯碩黝黑，給人一股壓迫感。

「你們醫院現在是怎樣？」他幾乎是吼著開口：「我媽進來的時候都好好的，結果現在腸子穿破一個洞，還要全身麻醉開刀，你們有沒有考慮她都已經九十歲了，受得了這種折磨嗎？」

早在他怒火傳到我耳中之前，腸胃科醫師已滿臉自責地來找我。他的語句簡短，訊息量並不多，三言兩語就講完了，但那份懊惱卻寫在他的眉宇間。

腹腔鏡修補手術完成後，我問他：「手術順利嗎？」

他點頭，鏡片在鼻梁上滑落，又匆忙推回去。「順利……她醒來了，回到外科病房了。」

雖然從此刻起，照顧老太太的責任已轉交外科，但他不願就此離場，他想做些什麼。雖然穿孔是併發症之一，不必然與技術失誤直接相關，但他知道——老太太的遭遇，無論如何是他親手造成的。

我看著眼前這位有責任心的醫師，心情慌亂，不知如何是好，我提出了建議。

「當你每天的工作暫告一段落，就到老太太的病房看看她、問候她，關心她的狀況。」我看見鏡片後的眼神微閃，我不確定那是恐懼，還是得到方法之後的理解，於是繼續說：「她的兒子如果很兇，或是言詞激烈，你就去消化這些話、試著去理解他們，我相信，人的心是肉做的，終究會感受到你的誠懇，有問題，隨時來找我。」

他點頭道謝，轉身離去，腳步沉重卻堅定。

兩週後，老太太情況穩定，外科醫師宣布可以出院。我前往病房，見她氣色恢復，正與兒子閒聊。我想到那位瘦小的腸胃科醫師，這段時間一定非常難熬。

那兒子仍穿著黑色背心，短褲，腳下仍是那雙夾腳拖，翹著二郎腿，眼神銳利，臉上的表情流露出桀驁不馴的個性，頗有江湖氣息。我向他們微笑問候：「阿嬤辛苦了，要出院了，兒子一直在身邊陪著，真是孝順。」

老太太微笑了一下，又苦笑補上一句：「但我還是覺得自己運氣不好啦。」

我轉向她兒子說：「這段期間的費用我會交代好，社工師會留下聯絡方式，可以協助返診，還有什麼需要幫忙的，也請儘管說。」

兒子點了點頭，我又問：「還有什麼需要我們幫忙或協助的嗎？或是有什麼想法都可以跟我們說。」這意思很清楚，我準備接球，接住要求賠償的訴求。

他打量著我，一言不發，我卻無法從他深不可測的眼神中找到任何情緒的蛛絲馬跡。他開口，嘴角隱約帶著紅色的檳榔渣，簡單的一問：「你說，你是醫院的代表？院長室的？」

「是的，我是院長室李醫師，醫院代表，我們見過。」

「我只能跟你說，從我有眼睛都不曾看過那麼負責任的醫生。」他的語氣很江湖，動作很兄弟，閩南語很道地，我甚至可以想像他用這樣的動作跟語氣在護理站發飆的時候有多麼懾人，但他現在字字句句滿是肯定：「那個把我媽弄穿孔的細漢腸胃科醫師，我當然生氣。可是，他每一天都來看我媽，早晚各一次，不是敷衍，是認真，是關心。我當然沒有好臉色，要是換了別人，早就不知道躲去哪裡了。」

我的心裡湧起欣慰，絲絲暖意沁入五臟六腑，暗暗的為腸胃科醫師的勇氣喝采。

「你問我說訴求是什麼？我就這麼一條。」男子的下巴微微揚起，我看著他下顎因為照顧老母親多日所長出的鬍渣，整備心情、嚴陣以待，他的話卻出乎我所能想像的所有可能，他用手指著我，語調重如鐵錘，每字每句鑿進我心裡：「你們醫院絕對不可以處罰那個醫生，如果讓我知道你們處罰那個醫生，我不會放過你們，我就回來找你！」

那一刻，我被威脅了，但我樂意之至。

這位腸胃科醫師的身影或許單薄，語氣或許輕微，但他沒有逃避，沒有卸責，他願意站在病人身邊，用每天的探望、每一次問候，默默承擔起自己心中的歉意與責任。那份不曾缺席的關懷，撐起了醫病之間最溫柔的橋梁。

老太太的兒子曾怒氣沖天，恨不得討回一個公道；但最後，他守護的，卻是那個令他憤怒卻又敬佩的醫師。

因為他看見——這世上仍有一種醫者，願意低頭、願意道歉，更願意堅持不離不棄，只為一份醫療背後真正該有的人情與溫度。

這，就是醫療中，最動人的力量。

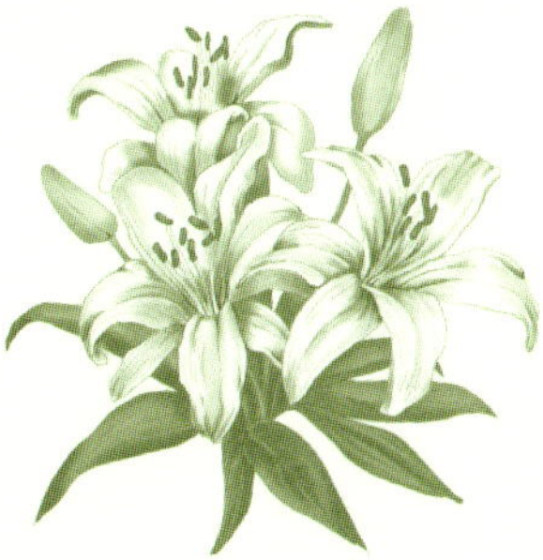

02 斷掉的線

「人們或許會忘記你說過什麼、做過什麼，但永遠不會忘記你帶給他們的感受。」

——瑪雅・安傑洛（Maya Angelou），美國作家、詩人

醫療不是完美的方程式，而是一場場與未知搏鬥的試煉。那條留在脊椎中的斷裂軟管，不只是對技術的考驗，更是對醫病信任的挑戰。但正是在這樣的風暴中，我們看見什麼是醫療的本質——不是推諉，不是自保，而是負責與陪伴，是在錯誤發生後，仍選擇站在病人與家屬身邊，用誠意修補，用行動守護。

每一位走進醫院的病人，都是帶著希望與恐懼同行，而我們，就是他們的依靠。我們可以不完美，但我們必須真誠。我們可以失誤，但我們不能失去人心。

這段故事，是重拾信任的過程。讓我再次相信——當專業與人性並肩而行，醫療才能真正成為光，照亮人心最脆弱的角落。

凌晨一點四十四分

產婦的額角濕透，額上的冷汗彷彿一道道小溪自鬢角滑落。那陣陣收縮的腹痛像是萬箭齊發，刺進她脊背每一根神經，但她知道，在這個時代，生產不再需要默默忍耐。她早已做足準備，也早明白減痛分娩是一項安全而可靠的選擇。顫著聲音，她咬緊牙根告訴護理師：「我想要減痛分娩。」

護理師迅速通知醫師，麻醉團隊也隨即進入待產室。這對麻醉醫師來說，只是一項稀鬆平常的工作——注射麻藥、緩解疼痛。由資深主治醫師指導的住院醫師接手進行，這正是年輕醫師們成長的日常。但誰也沒預料，這一次的過程，幾乎引發一場難以抹平的醫療糾紛。

在一切準備妥當之後，住院醫師開始為產婦進行減痛分娩注射，作法是，中空的鋼針從第3、4腰椎間抵達脊椎硬脊膜的外腔，注射軟管再經由中空的鋼針引導進入硬脊膜外腔這個狹小的空間裡，然後退出鋼針，止痛藥物便可以開始經由注射軟管持續進入硬脊膜外腔，減低產婦疼痛。

起初一切都很順利，當鋼針從產婦背部深入體內，抵達硬脊膜外腔，住院醫師將注射軟管經由中空的鋼針推入，他感覺到一絲不對勁——軟管推入的手感不像以往那般順暢，彷彿有什麼東西擋在前方。心裡的聲音告訴他，或許是沒有放對位置。

他準備將注射軟管拉出再重新置入，但就在抽出軟管的剎那——「啪！」地一聲。

那不是聲音，是一種直覺。

他低頭查看，臉色瞬間慘白。手中的軟管斷了。約莫五公分長的一截，被鋼針前端銳利的針尖截斷了，遺留在產婦體內。

主治醫師立即冷靜介入，向產婦解釋狀況。產婦顫抖的手緊握床邊，她的眼神驚慌而迷茫：「那寶寶會不會有事？」這句話，是一位母親在痛苦中最深的吶喊。她不怕自己受傷，怕的是——寶寶安危。

這是他們的第一胎，從懷孕那一刻起，她與丈夫便珍惜著這個生命，孕期過程小心翼翼。歷經嚴重孕吐、無數次的扎針、抽血、各種檢查、等待，他們的寶寶很爭氣，一直等到足月之後才發出見面的訊息。他們以為最艱難的路已走過，沒想到在分娩的最終關卡，命運卻給了他們一記重擊。

「根據目前的文獻報告，因為是在硬脊膜外腔，管線材質也不會產生排斥，即使不取出，對身體也幾乎不會有影響。」麻醉主治醫師試圖努力撫平她的焦慮，「這完全不會影響寶寶，也不會影響生產的安全性。」

丈夫一直守在她身邊，他除了心焦，心底還有著憤怒，畢竟他從未聽聞這樣的事情，而偏偏上天無情的讓他們親身體會這千分之一的微渺機率。他的臉上表情僵硬，心情像即將爆發的火山。

他細膩的關心太太的產痛，子宮收縮的疼痛持續規律重擊在產婦隆起的肚子上，看著妻子滿臉痛苦，丈夫內心的怒火與恐懼交織。壓抑情緒的他低聲問：「那……還能再打減痛嗎？」

「可以。」主治醫師立即重新選擇新的部位施打，這一次，藥效很快發揮了作用。

但問題並未就此結束。

「等一下，我現在要知道斷掉的軟管要怎麼取出來？」丈夫的語氣帶著明顯的不滿與焦慮。麻醉主治醫師請來值班神經外科資深住院醫師說明，「因為軟管很細，只能經由電腦斷層定位，經由全身麻醉，手術取出。」

「既然很細，會不會找不到？如果沒有拿出來會怎麼樣？」丈夫不知道什麼是硬脊膜外腔，只知道一段五公分的管子留在脊椎，一定非同小可。

神經外科住院醫師知道這是醫療爭議，於是發揮詳細說明各種可能性和併發症的本能，「這是顯微手術，傷口很小，萬一找不到只能把傷口拉大，通常會找到，如果再找不到，可能只能保留在體內了。軟管留在硬脊膜外腔影響身體的機會不大，有的時候會引起神經痛，也可能會感染，如果游移到其他部位就會比較麻煩，我們臨床上還沒見過……。」他沒有把話說死，也把所有可能性和併發症說了個通透。

這些醫學專業的語句在丈夫耳裡，如同一記記重錘，二位醫師的說明讓產婦先生感受下一步是如此不確定，更加不能安心，這下子再也壓不住極度擔憂引起的憤怒情緒。

「你們醫院要負責！」他終於吼了出來。

我的手機鈴聲響起，電話那頭是產房護理師焦急的口氣：「李醫師，這裡需要你幫忙。」護理師告訴我事件原委，我邊聽，腦中的迴路快速運轉，身為一位麻醉醫師，也是一位父親與丈夫，我能體會他的心情，那條斷裂在脊椎附近的管路若不取出，將一直是心頭大患，是不知何時會作怪的鬼魅。

我立刻趕往現場，在進門的瞬間，感受到滿室沉重。

我作了自我介紹，產婦先生僵硬的面容難掩內心的擔憂，話裡藏不住怒氣：「麻醉醫師說軟管不拿出來沒關係，神經外科醫師說要動全身麻醉手術，還說萬一拿不出來，不能保證沒有併發症！這不是他們的老婆，他們當然可以講得這麼輕鬆，要我們怎麼辦？」

我的經驗告訴我，這時候幫兩位醫師多加辯解絕對是禁忌，此時此刻，他們需要的不是知識，是安心。

我向他們道歉，再三保證這不會影響寶寶，也不會耽誤生產。最重要的，是立即找到最有能力的人來解決問題。我當著他們的面，撥了通電話給脊椎神經外科主任，我清楚他的醫療能力，處理這樣的事件綽綽有餘。

電話那頭是開刀房擴音器的聲音，我簡短說明事件原委：「這方面你是專家，手術後是不是可以撥空來一趟待產室，跟產婦以及家屬說明後續的療程？」他正在進行急診手術，我體貼地不敢催促。但沒想到，他毫不猶豫地回應：「我五點四十分能下刀，然後立刻過去。」

短短幾句話，傳到我眼前的這對夫妻耳中，帶來難以言喻的安定。

五點四十五分，他推門而入，那一刻，整個待產室的氣壓彷彿降低了。丈夫鬆了一口氣，而產婦眼角也終於有了些光亮。

十二小時後，寶寶出生了。啼哭聲像是宣告黎明的鐘聲，也像是安撫這場風暴的暖陽。我再度打給他：「孩子出生了，可以安排後續手術了。」

主任給了年輕爸媽一個溫暖的笑容：「這位媽媽，妳先不用擔心，我們先做個電腦斷層檢查，確認斷掉的線位置在哪裡。」他在趕來的路上，早就將後續的處理程序都想妥了，原本顯得僵硬的病房瞬間開始有了動作，通知放射科、準備活動式病床，一切都在最快的時間安排妥當。

然而事情並沒有想像中順利。

「管路太小了，以這個解析度根本看不出來。」放射科和脊柱神經外科主任努力的要從影像中找出蛛絲馬跡，奈何卻不從人願，五公分的管線就像在黑夜中隱身的小黑蚊，動也不動，無法探知確切位置。

但這並未滯礙他們的專業行動，很快就決定進行高解析度電腦斷層檢查，而這一次的檢查結果令他們雀躍，他們順利的找出了那條斷裂的線。

鬆一口氣的同時，主任再進一步仔細觀察影像，向產婦和丈夫說明線頭的位置和深淺，會立即安排手術，以內視鏡的方式取出，不僅傷口小，產婦恢復得也快，可以大幅降低手術後的復原時間。

他的字字句句，充滿安定人心的力量。

我安排產婦轉入單人病房，我拍拍產婦的手：「主任是脊椎內視鏡手術的專家，妳可以把自己交給他。寶寶很健康，在育嬰室小兒科會照顧得很好，請放心，明天手術完就可以再見到心愛的寶寶了。」她面露一絲久違的笑容，輕輕點點頭：「謝謝你。」

一直陪伴他們的社工師，輕聲問我：「這對夫妻靠經營小攤維生，住院將打亂他們的生計。有什麼辦法幫他們？」

「所有醫療、手術、母親和寶寶的病房費用我們會負責，他們夫妻的心理負擔已經很重，不要讓他們有任何其他負擔，這是我們的責任。」

我知道，這是醫糾個案，我不希望幫忙開刀的醫師心裡有任何壓力，「手術就安心做吧，如果有任何需要，任何情況需要我，都請隨時通知我處理。」他點頭，轉身的步伐明顯輕盈了。我知道，他心中的顧慮已被我們接手，現在他要做的，就是一場完美的手術。

手術迅速完成，管線取出，產婦也順利恢復。那段住院的日子，我請那位造成失誤的麻醉醫師，每天去關心。

逐漸地，病房內的空氣不再緊繃，夫妻倆在我們特別安排的單人病房內有說有笑，偶爾傳來寶寶啼哭的聲音。每當醫師巡房與護理師進入換藥時，迎面而來的滿是笑容。

出院當天，我再度前往探視，問他們還有什麼需求。

「沒事就好，我很感謝你們那麼積極的協助我太太度過難關，住院這段期間，讓我們很安心，寶寶也很健康，那位麻醉醫師很負責，每天來看我太太，這樣就夠了，不過……」丈夫話鋒一轉：「當時那兩位醫師的說明方式對解決問題一點幫助也沒有，實在讓人無法安心，應當要改進。」

我點頭。這兩位醫師或許沒有錯，但是一大串照本宣科、冷冰冰的專業說明，確實失了溫度，不足以安撫一顆即將崩潰的心。

臨別前，我誠懇的向他們送上一個大紅包。

他們愣了一下：「這……？」

「是我們的失誤讓你們煎熬那麼久，就請將這個紅包就當作是醫院給新生命的祝福吧！」我笑了笑。

他們接過紅包，露出羞赧的笑容，抱著剛出生的寶貝與我們道別。

我隨即著手安排此案列入年度「醫療爭議檢討會」。這不只是為了反省，更是為了未來。麻醉醫師也強調，當管線推不順時，絕不能直接從鋼針抽出，否則容易被針尖截斷。應先將鋼針退出，再取出軟管，才是安全的作法。

在這場產房延燒的風暴中，我看見的不只是醫療技術的意外，更是這對夫妻在信任與脆弱邊緣的掙扎。那條斷裂的軟管，像一道無聲的裂痕，切入了原本該是最幸福的時刻；而真正修補這道裂痕的，是那一通負責任的電話、一句溫暖的承諾、一份真誠的歉意，還有一次精準的手術。

這不只是一次醫療插曲，更是一段深刻提醒，每一次與病人家屬的對話，都是一場醫療信任的考驗；每一個錯誤的修補，也都是重建人與人之間情感的機會。在面對生命時，最珍貴的不只是會做，更是要怎麼說、怎麼感同身受。

醫病之間的距離，從來不是專業決定，而是「態度」縮短的。正是這一場意外，讓我們再一次謙卑學會：唯有醫心，方能醫人。

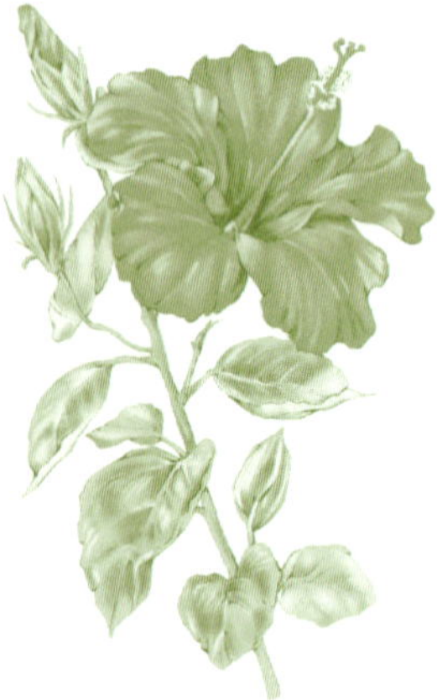

03 他比我兒子還孝順

「重要的不是我們給多少，而在於我們在給予時用了多少愛。」
——德蕾莎修女（Mother Teresa of Calcutta）

醫療的盡頭，不總是康復，也不總有完美的句點。

但若我們能在無法挽回的結局裡，留下理解、留下陪伴，那麼這段醫病旅程，就不再只是冰冷的病程紀錄，而是一段曾經真誠相待的溫暖記憶。

那位老先生或許失去了視力的一部分，卻在漫長住院的日子裡，看見了比光更珍貴的東西——一位醫師每日不間斷的探視，一位感染科醫師不厭其煩的關懷，一整座醫院願意守著責任、不推諉、不逃避。這些點滴，悄悄撫平了他的失落，也填補了家人缺席的遺憾。

真正療癒病痛的，從來不只是醫術，還有那份人與人之間的牽掛與誠懇。當醫療不幸成為人生的一場風暴，願我們都能成為那場風暴中的寧靜港灣——用陪伴代替冷漠，用傾聽抵過指責，用愛與責任寫下一句又一句，不被遺忘的溫柔。

醫師宿舍

不久前，那位住院兩個多禮拜的老先生出院了。

出院那天，陪在他身邊的，只有老伴一人。他們的孩子並未現身。老先生說，是他自己叮囑孩子們不要來的。

根據原本的規劃，其實老先生的住院天數不用那麼長，只是命運未曾預警，細菌悄悄鑽入手術的縫隙，在體內肆虐。消息傳到我這裡時，天空已經從幽暗的藍轉為絕對的黑，我在宿舍剛洗完澡，手機鈴聲在夜裡顯得刺耳，醫院的來電號碼是一位眼科醫師，我警覺這不是一通尋常的電話。

「我有個病人，出了點問題。」他的語氣急促。

他也住在醫師宿舍，事不宜遲，我說：「到我宿舍來吧！」

眼科醫師話說得很快，雖經過斟酌修飾，但事實的重量不容低估，那不僅僅是「有點」問題而已。他說老先生幾天前單純是來動一個白內障的手術，手術過程很順利，也順利轉回病房。

「但他感染了。」這句話一落，我心頭一緊。眼前跑馬燈一閃而過，白內障手術非常安全，感染的機率低於萬分之五。他停頓兩秒，讓我有不祥的預感。

「現在眼球裡全是膿……」他沒說出口的，我全都猜到了。如果不是嚴重的情況，這位資深的眼科醫師不會晚上來找我，可想而知這即將引爆非常嚴重的醫療糾紛！

我問：「接下來怎麼辦？最壞的情況？」

他喝了口水，對接下來要說出口的話感到焦慮不安，低聲說：「會失明……可能需要摘除眼球，裝義眼。」

我們兩人陷入短暫的沉默，那是一種無聲的重量，壓在我們之間，如沉石落入湖底。我緊接著問：「病人現在的態度怎麼樣？」

他輕輕嘆息，說不上來病人對他的情緒是氣憤比較多，還是無奈感比較強烈，因此他想了想，回了我一個與問題似乎毫無相關的回答，「我上班之前跟下班之後都有去病房看他。」

聽到這句話，我知道，我該給的不是醫學建議，不是流程討論，而是作為醫師同儕之間，最根本的情感支持。於是我振奮起精神，鼓勵他。

「這點很重要，太重要了！」我用力點頭，堅定地說：「明天我們馬上會診感染科，我也會去病房問他有沒有需要什麼協助。」

他頻頻點頭，連說了幾個好字，神情終於鬆動。那一刻我心裡知道，他是一位有溫度的醫師。不只是盡責而已，他願意把時間與關心投注在病人身上，那代表，他知道除了責任與義務之外，人情義理同等重要。

這讓我稍微安心。

隔天，我一早便到了眼科病房，一進門就看見兩個老人家唉聲嘆氣。愁雲慘霧的病房裡，我介紹自己之後，病人太太的一口氣嘆得比剛剛更長：

「我家老頭子怎麼這麼命苦……本來眼睛只是霧霧的，結果開完刀，整個眼睛都看不見了，還說要裝義眼……」

說完，她又重重的嘆一口氣，躺在病床上的老先生也輕輕搖頭，感嘆命運多舛。

「等一下感染科醫師就會來，我們會盡全力控制感染。」我先表明態度，但還無法給出太多醫學細節。我代表醫院，也代表一份責任，於是柔聲問：「你們現在有什麼特別的需要嗎？我盡量幫忙。」

兩人想了想，老先生開口了，聲音不大，卻很堅定：「如果真的看不見了，我只有一個要求，希望能保留我原本的眼珠，不想裝義眼。」

一顆義眼，對某些人而言只是修飾；但對他來說，卻是割離自身的一部分。他想留住原有的自己。

我理解他的心思，但無法為不確定的事下定論，我不忍敲碎他的希望，只能給他一個比較正面的回應：「我們一定會盡力。」

感染科主任很快就到了。我來之前跟感染科主任打過招呼，說明這是醫療糾紛的個案。主任仔細的檢查，詢問一切感染的可能，從跌倒到飼養動物，全都問得鉅細靡遺，整整花了半個小時。我們一旁靜靜聽著，竟像聽見一段人生的微縮故事，從生活裡拼湊出感染的輪廓。

他的細心與溫和，如同一場輕雨，慢慢沖淡了病房裡原本凝結的情緒。他的每一個提問，都像是在對病人的生命表達尊重與關懷。

老夫婦後來跟我提起這位感染科主任，說他如何細心照顧，如何處處為病人設想。而那位眼科醫師，從未缺席，每天早晚到病房報到，陪他們聊聊、說說話——就這麼溫柔地持續陪伴著。

兩個禮拜過去了，老先生即將出院。我一早便前往病房。他們早已收拾妥當，坐在床邊等著。

那隻眼，已經陷入永恆的黑暗，保留了眼球，義眼並未裝上。老先生也不再嘆息，感覺他臉上的失落似乎不再沉重。

他看到我，笑得很自然，說：「今天一早就起來準備好了，知道要出院，心情輕鬆。」

服。

我站在床邊，看著摺疊整齊的被子，還有那件剛褪下還留著體溫的病人服。

「今天可以出院了。」我看了病房一周，問：「就你們兩個嗎？家裡還有其他人嗎？」

「我們兩個孩子都在高雄工作。」

「他們沒有回來？我想說如果有什麼想討論的事，我們可以一起談。」我想是時候開始討論後續的補償問題了。

老先生和太太兩人相視而笑，眼中有些淡淡的苦澀。老先生先開口，用著淳樸的閩南語說：「他們本來說要『殺』上來，我叫他們千萬別來。」

他的眼神望著我，語氣裡有不捨也有堅定：「我在這裡住那麼久，他們沒來過。現在知道我要出院了，才說要來找醫師討公道？」

他搖了搖頭：「眼科醫師對我照顧很周到，我覺得他比我這兩個孩子還孝順。我住在這裡的每一天，他早晚都會過來看我、問問我好不好、需不需要幫忙。這不是比我的孩子還要孝順是什麼？」

我陪他們完成出院手續，幫忙叫了計程車，看著他們緩緩離去。陽光從大樓之間的空隙灑落，灑進醫院大廳，暖洋洋的，像是替這場風波畫下一道安靜的色彩。

我腳步輕快，因為我知道，我們無法替他守住光明，但我們曾努力替他守住尊嚴與溫暖。醫療的本質從來不只是治癒，更是陪伴，如果手術的結局不完美，也要在缺憾中讓人不感孤單。

這位老先生最後幾句話，勝過千言萬語，證明面對無法撫平的傷口，一份真誠的關懷，一位願意不離不棄的醫師，用心看見，用心傾聽，用心陪伴，才是最有力的良藥。

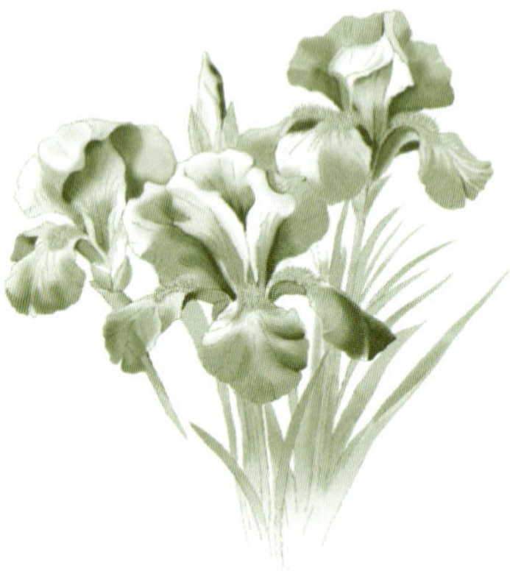

04 就拜託你了

「坦白是誠實和勇敢的產物。」

——馬克・吐溫（Mark Twain）

有些傷口，來得太突然，讓人措手不及；但真正能撫平人心的，從來不是完美無瑕的過程，而是面對錯誤時，願不願意直視、願不願意承擔。醫療從來不是一場只靠技術就能完成的旅程，它更是一場牽涉誠信、共感與彼此信任的長途跋涉。

也許，我們無法保證每一場手術都盡善盡美，但我們可以保證，在面對錯誤與意外時，我們願意誠實、願意擔當、願意不缺席。

因為這樣的醫療，才真正有心、有情，也有了光。

手術室

手術室裡，儘管一切程序都按部就班，有時命運卻會突然推門而入，打亂所有節奏。就像現在這一刻。

我在辦公室裡接到一通來自手術室的電話，是主刀醫師親自打來的。他今天排了一臺髖關節手術，病人是一位因在家跌倒而造成左側髖骨骨折的老太太，已經進入深層麻醉，但手術卻尚未進行。

「我們剛剛在擺位時，另一邊也斷了……」他的語氣壓得極低，卻壓不住話語中的震驚。

「怎麼會發生這種事？」我猛地坐直，神經瞬間繃緊。

在髖關節骨折手術中，患者會被安置在專用的骨科手術臺上。當病人全身麻醉後，手術床會將病人的雙腿架開並向兩側適度牽引，在兩腳之間架上X光機，對準骨折部位，方便醫師在手術中透過X光確認骨釘位置與深度，這是標準流程。

但就在這次，當骨科床如常拉開雙腿時，醫師們突然聽到一聲悶響。X

光影像隨即揭示：原本完好的右側髖骨，也在這個過程中斷裂了。

主刀醫師在電話那頭聲音顫抖，就像眼前猛然裂開的地面，讓人無處著力。

「現在該怎麼辦？」他的聲音穿透口罩，通過電話傳進我耳裡，像是在黑暗中摸索著方向，我能從他惶惶不安的聲音裡，想像他當下的震驚與自責。

此時此刻必須當機立斷，我們沒有太多沙盤推演的時間，畢竟病人已經進入麻醉狀態，手術必須立刻進行。

「你現在馬上就去外面跟家屬說明狀況。」我將聲音壓低，用平穩的語氣試著讓他安定下來。

「不能等我把兩邊手術都順利完成後，再跟家屬說嗎？現在出去說，他們一直圍著我怎麼辦？」他的聲音充滿不知如何是好的壓力。

「如果你現在不去說，你會在開刀的過程中七上八下的，想著等開完刀要跟家屬說的時候，他們會有多生氣，這會讓你分心，會在開刀過程中一邊操刀一邊胡思亂想，這才是最大的風險。但是你現在就先出去說明，反而可以回來專心的把手術好好完成。」我冷靜的分析，「家屬有情緒難免，但不至於太為難你，畢竟病人正處於麻醉狀態，他們最關心的是，下一步要怎麼辦？你就說一次開兩邊，手術完成再仔細說明。」

電話那頭沉默幾秒，他說了聲「好」，接著，電話裡傳來手術室門打開的聲音，然後是緊張的步伐聲。

我握著手機的掌心微微冒著汗。此刻多麼希望能出現在他身邊，與他並肩承受家屬的質問與情緒。此時的他一定深感惶恐與不安，獨自面對家屬的不理解與不諒解，那股壓力想必猶如冰山，沉得令人膽寒。但此時老太太已進入全身麻醉狀態，手術不能再耽擱，他必須以最快的速度將發生的事向家屬說明。

幾個小時後，電話再次響起，這次傳來的是好消息。手術完成，兩側的骨折皆已妥善處理，病人狀況穩定，很快能轉入病房。

我終於鬆了一口氣，我告訴他，接下來與家屬的會談由我來處理。

當我走進病房時，氣氛如預期地沉重。老太太仍在昏睡，周圍的家屬卻像一鍋悶燒的湯，壓抑著怒火與困惑。

「我們早就跟醫生講過，我媽媽有骨質疏鬆，怎麼還這麼不小心！」他們還在氣頭上，語氣低沉卻銳利，飽含責怪與不諒解，只是為了不吵醒還在沉睡中的老母親，盡可能的壓抑音量。

我自然能感同身受，若是自己的母親遭受如此手術意外，自己一定也難以接受。

我用充滿同理、誠懇的語氣回應：「真的很抱歉讓老太太多挨了這一刀，主治醫師也非常自責。他會延長住院時間，確保術後恢復良好。我會將老太太轉至單人房，安排二十四小時看護，所有醫療費用與住院費用，醫院將全額免除。」

我表達院方最誠摯的歉意。最後，我再問：「請問還有什麼需要我們注意或協助的地方嗎?請儘管告訴我。」

家屬互看一眼，最後由老太太的兒子開口：「你們不能讓我媽知道她的另一邊是被你們弄斷的，她會受不了，我們自己會想辦法解釋。」這句話不是指責，而是保護，是他們最深的牽掛。我慶幸自己多問了家屬這個問題，不然我不可能知道原來孝順的他們，此刻最在乎的是母親的情緒。

我立刻點頭：「放心，我會和主治醫師與護理長說明，請他們小心應對。」

老太太的兒子長長地吐出一口氣，那口氣裡有壓抑的恐懼、無力與憤怒，是他從得知手術意外到現在，一直都卡在心頭上，出不去也消化不了的。我給他們的承諾，像一把鑰匙，打開了家屬內心那扇一直關著的門，縈繞心頭的不諒解與憤怒釀成的氣氛，似乎終於有了出口。

我請主治醫師在老太太住院期間，手機保持暢通，夜晚和週末假日，即使他沒有值班，也請他交代值班醫師，有問題隨時直接找他處理。他點點頭，那神情告訴我，他不只會做到，還會做得更好。

在醫護團隊細心照料與家屬的積極配合之下，兩週後，老太太的病情穩定，可以出院了。出院當天，醫師又細心的為她安排一個X光檢查，確認骨頭癒合良好，才安心的放她回家。

我和社工師去病房探視，家屬已不再充滿敵意，眼神中多了些信任。我和社工師表達關心，如果老太太和家屬出院後，還有什麼需要幫忙，可以和社工師聯繫。同時我也準備傾聽家屬進一步的訴求。

老太太的兒子說：「事情發生的時候，主治醫師馬上就出來跟我們說明，護理師也把我媽媽照顧得很好。如今想來，代表這個醫師很誠實，你們醫院很用心。」他接著說：「其實我們都在觀察，這位醫師就算沒值班，還會來病房探視媽媽和其他病人，這樣的醫師，我們看在眼裡。他的誠懇與認真，讓我們相信，他是盡全力在照顧我們媽媽的。」

兒子在費用優免協議書上邊簽字邊說：「如果他是在開完刀之後才讓我們知道這件事情，那麼現在跟你們見面的，會是我的律師。」這句話重量深沉，聽在我耳裡，是對醫師當初的誠信，份量十足的肯定。

那天我們一路陪伴，送他們到醫院門口，與他們近身對談，不會再感受到令人窒息的情緒。

就在上車前，兒子像是突然想起什麼，轉身快步走向我。他眼神堅定卻溫和，輕輕握住我的手。

「如果醫院想要對這件事做什麼處分，我們希望不要懲處那位主治醫師。」他直視我的目光炯炯有神但卻又不失溫柔，「我們真的感受到他是個盡心盡力的醫師。」

「就拜託你了！」

那一刻，我的心微微一震。原來，誠信與關懷的力量，是可以穿越失誤與不幸，打動人心。

在這場突如其來的手術意外中，骨折的，不只是老太太的髖骨，還有一家人原本對醫療體系的信任。然而，在最危急的時刻，醫師沒有逃避，選擇誠實以對；醫院沒有推託，而是全力修補裂縫，醫治的不僅是傷口，更是尊嚴與信任。

最後老太太家屬的回應，是對醫師誠信的最大肯定。醫療，有時無法保證無憾，但可以努力無愧，在這場風波的最後，留下的，不是對錯的爭辯，而是一段彼此體諒後的理解、一份穿越醫療險灘後的溫情，而這往往才是醫療最深、最有力量的時刻。

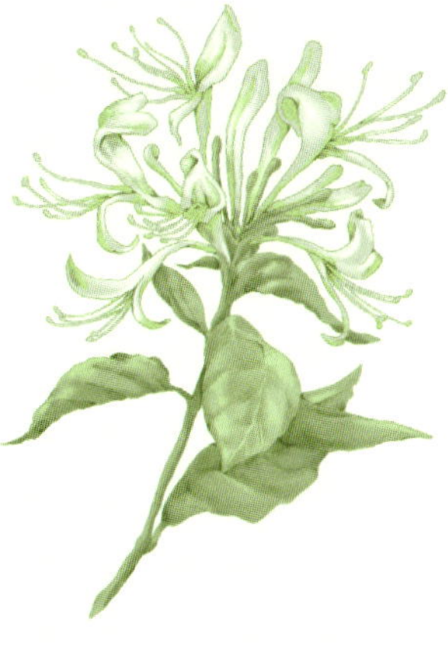

第五篇

選擇

在人生的長河裡，總有一些浪潮，來得又猛又急，把人打得措手不及。面對醫療無法挽回的結果，甚至失誤，往往就是那樣一記突如其來的巨浪。它不問情由，不挑時機，劃破希望，也擾亂信任。而當浪退之後，灘頭留下的，不只是傷口與眼淚，還有一道沉重的選擇題：是要記恨？還是放下？是要相信？還是從此不再信任？

選擇，不是因為我們總能掌握命運，而是因為即使身陷最深的黑暗，我們仍有一點點微弱的自由，那就是選擇用什麼樣的眼光看待發生的一切。

有人說，選擇原諒，是替傷害開脫。但我知道，放下，不是因為傷害微不足道，而是明白，怨恨如毒，會一點一滴吞噬自己。那些夜不能寐的日子，那些懷疑自己是否應該更早察覺、更堅決質疑的自責，往往比任何外傷更難癒合。那位女孩流失的生命，醫院誠實以對，母親選擇原諒年輕的住院醫師；那位負責任的心臟科醫師，手指顫抖地為病人大體更衣，在靈前上香，病人丈夫決定放下，都是一種選擇——選擇不讓恨意腐蝕餘生。

當我親眼看著長期失智臥床的母親，經歷兩度重大的醫療疏失而受苦、離世，我選擇不追究，是因為我相信，不是每一道錯誤，都需要一場審判；不是每一滴眼淚，都該化為控訴。選擇放下，不是因為痛得不深、傷得不重，而是不願讓自己一直困在黑暗裡。責備是自然的本能，而原諒，像是一道光，在深沉的黑夜裡，指引傷痛的出口。

本書的最後篇章，寫的是選擇。但更深的是：在最痛的時刻，我們怎麼看待彼此，也怎麼定義自己。

01 當真相說出口

「誠實，是最珍貴的勇氣；負責，是最深沉的慈悲。」

——佚名

在醫療的戰場上，最令人心碎的，從來不是輸給病魔，而是因錯誤失去一條原本還有機會延續的生命。這不只是數值上的偏差、制度的縫隙，更是一次人與人之間最難以承受的碰撞與試煉。

這篇故事，是我行醫多年來最難忘的記憶之一。那是一段無聲的悲傷與沉痛的懺悔，更是一段願意彼此傾聽、坦誠面對、修補信任的過程。每一次回想，我心中仍會感觸良多——不只為那位早逝的小女孩，也為那位選擇原諒的母親，與那位勇敢面對錯誤的年輕醫師。

醫療，終究是一場關於人的學問。我們無法保證不犯錯，但我們可以決定錯誤之後的態度；我們無法阻止悲劇發生，但我們可以選擇不讓悲傷擴大。我相信，唯有在傷痛深處，我們仍願誠實地面對、仍願相信彼此，那些裂痕才有可能轉化成理解，悲傷才有可能化為力量。

願這個故事，能溫柔觸碰每一顆因醫療、失誤與哀悼而破碎的心，也願它成為我們每一位醫者心中，一盞長明的心燈。

醫院門口

那已經是二十幾年前的事了。

我緩緩起身，離開那張被我坐得發燙的椅子，心裡仍不斷迴盪著前一天那場突如其來的悲劇。腳步輕得不像是踏在地面上，而像是飄在一層無聲無息的雲上，因為我即將面對的，不是我能預測的場面；結局，更不是我所能掌握的。

當我來到醫院一樓大廳，才發現自己是最後一位抵達的人。早已聚集的一群人，站在門口神情嚴肅。醫院社工師快步迎上來，低聲為我介紹每一位出席者的身分——這位是里長，那位是村長，還有鄉民代表、議員……七、八張背心上繡著金色職稱，彷彿是代表一股凝視真相的壓力，壓得我幾乎喘不過氣。

「你們醫院要給家屬一個交代！」他們開門見山，語氣裡沒有一絲修飾。

我當然知道他們來意為何。在我還沒踏進這棟大樓前，心裡就已盤旋著這場對話的種種可能性。我努力讓自己鎮定，告訴自己不能慌，因為我知道，從現在開始，我所說的每一句話，都有可能在一瞬之間點燃現場的怒火。

一張張嚴峻的臉龐盯著我，等著我開口。那一刻，我口乾舌燥，唇間幾乎擠不出聲音。但我知道，讓我發顫的，並非是害怕，而是心中那股深到近乎沉沒的悲傷，如浪潮洶湧，將我捲入痛苦的深淵。

這場聚會的緣起，是兩天前發生在加護病房的一場悲劇。

那是一個才剛過生日的小女孩。前幾天還抱著蛋糕許願，如今卻在病房裡緊急插管，接上呼吸器。她是父母眼中唯一的心肝寶貝，卻在半夜靜靜走了。她許下的生日願望是什麼？我不知道，也再也不會知道了。那個願望，和她可能燦爛的人生，都在冰冷的加護病房裡斷了線，如同風箏般飄向遠方，越飛越遠，飛向一個人世無法抵達的地方。

主治醫師後來告訴我，她來院時病情已極為嚴重，懷疑是急性自體免疫疾病。各項檢查如雪球般滾動。午夜，疲憊的值班住院醫師在查看抽血結果時發現她的鉀離子極低，於是立即開立醫囑補鉀。那是一個正確的判斷，卻錯用大人體重換算劑量，導致補鉀劑量多了數倍。

這個差距，是生與死的界線。幾小時後，小女孩因鉀離子過高引發致命心律不整。當醫護搶救時，心電圖最終畫出一條平靜得可怕的直線。這不僅是一場失敗的搶救，更是父母與孩子此生最後的告別。

錯誤沒有躲藏在複雜的病情之後，而是赤裸裸地刻在病歷與時間軸上。我清楚，這是一場無可逃避的醫療疏失，無從辯解。

沉痛的父母無法開口，悲傷壓得他們幾近癱軟。他們請來民意代表為他們發聲，為這場突如其來的離別尋求答案。而站在他們面前的我，成為醫院唯一的代表，必須在此刻給出那個答案。

該怎麼說？我在來之前，坐在辦公室裡想過一百次。

我可以選擇避重就輕，把這場死亡歸咎於原本複雜棘手的病情。畢竟她入院沒多久就插管、使用呼吸器，加護病房發出病危通知書，已讓家屬做好心理準備——這樣的敘事，或許可以為醫院爭取一點同情。但這樣的念頭如曇花一現，在我心中稍縱即逝。

因為我知道，如果今天選擇隱瞞，留在悲傷深淵裡的，不是只有他們，還有我自己。事實已經清楚，就不應再忍心讓解剖揭示真相，那對於家屬，對孩子的遺體，都是二次傷害；醫院也將永遠背負罵名，難以翻身。

而眼前這群民意代表，是他們的家屬、親戚、鄰居，是這個社區的聲音。他們不是來挑釁的，是來求證，是來哀悼，也是在向我們表達一份沉重的信任——願意站在我們面前，而不是轉身提告。

我是一名麻醉科醫師。在手術室裡，我往往只是個配角。戴著口罩、露出雙眼、說不了幾句話，病人便在麻醉中沉睡過去。他們或許記不得我的臉，也不會記得我說過什麼。對我來說，「沉默」是日常。

但此刻，我知道我不能沉默。如果我選擇說謊，這些人將永遠記得我的虛偽。而若我選擇說出真相，也許，會為這場悲劇找到一絲尊嚴的出口。

我鼓起勇氣，看向那一雙雙濕潤又憤怒的眼睛，喉嚨仍乾得發緊，一字一句地說出真相：「是劑量出了問題，是我們錯了。」

我原以為這句話會像火柴一樣點燃怒火，讓現場失控。卻沒想到，原本緊繃的空氣像被釋放的氣球慢慢洩氣。他們互望一眼，有人低聲嘆了口氣，有人輕輕點頭，像是終於從一場漫長的懷疑與混亂中找到了方向。

「好，既然你們都承認了，那我們就可以回去給家屬一個交代了，你們醫院要好好處理。」其中一人這麼說。

說完，他們轉身離去，動作乾脆、沒有任何拖泥帶水。留下我，站在原地，久久未能言語，只覺得胸口一陣空虛，也感受到一絲絲不易察覺的微光，從這片傷痛之中，悄悄升起。

原以為會鬧上新聞、引爆輿論的醫療爭議，最終卻在數次到府關懷之間，悄然轉化了氛圍。那幾次的家訪，我一再耐心說明真相，也誠實陳述錯誤發生的過程與原因。在言語間，原先如霜如冰的質疑漸漸融化，取而代之的，是一種靜靜發酵的寬恕。最終，女孩的父母不再咄咄逼問，只留下一個簡單卻沉重的請求——希望當時開錯醫囑的年輕住院醫師，能親自前往靈前上香。

我心知肚明，這不只是個形式上的轉達，而是那對飽受喪女之痛的父母，經過反覆思量與接觸後，真誠的請求。

回到醫院，我與那位醫師面對面坐下。她的臉年輕，卻寫滿疲憊與自責。自從女孩離世、維生系統關閉的那一刻起，她雖每日如常上班，卻彷彿靈魂出走般迷失。她無法原諒自己，責備與內疚在她心中不斷翻騰。

「有一種方式，能讓你真正釋懷。」我輕聲對她說，語氣裡藏著不忍與疼惜，「就是讓他們原諒你。你願不願意，給自己一個機會？我會陪你去，不會讓你獨自承受。」

她沉默了幾秒，目光緊盯著我，然後緩緩點頭，那是一種決心，也是懺悔的開始。

出發那天，我們心中都懷著不確定與顫抖，不知道那個家門打開後，是不是會如過去那樣，迎來平靜與理解？但幾次與家屬的互動，讓我相信，他們不是無理取鬧的人，他們只是太痛了。

當我們抵達那座熟悉的民宅，小女孩的母親走出來，與年輕醫師四目相對，那一瞬間，兩人眼眶同時泛紅。下一刻，他們不約而同地走向彼此，在哽咽與眼淚中緊緊相擁，痛哭失聲中，醫師說了聲：「對不起。」母親含著淚眼，輕拍著她的背，無需語言，他們的心已彼此貼近，為那個未竟人生共同哀悼。

那一幕，如釋重負的情緒自胸口崩潰傾洩，我再也忍不住，眼淚悄悄滑落。

很久很久以後，那天燒香後殘留在鼻腔裡的冥紙氣味早已散去，我也再未見過這對悲傷的父母。但那次經驗，如烙印般在我心底留下一道不可磨滅的痕跡——一個用生命換來的教訓，一段醫療裡最真實的人性碰撞。

十多年過去，某日我與太太到餐廳吃飯，結帳時櫃檯的女孩輕聲告訴我們：「這桌餐費已經有人幫您們結清了。」

我愣住了，詢問之下，是後檯的女領班請她這麼做。

「她說，多年前她的女兒在醫院過世，因為你，她才慢慢走出傷痛。」女孩那神情似乎映照著那位母親溫柔堅毅的臉龐。「她說，你是她的恩人。」

我心頭一震，瞬間想起那對父母。疑惑如霧瀰漫心間——那是一場如此悲傷的事件，她是其中最心碎的一人，我何德何能，竟能被視為「恩人」？

走出餐廳，我仍未見到她一面，也無從得知確切答案。夜深人靜時，我反覆思索，也許，是因為我們當時的坦誠出乎她的意料；也許，是她早已預備好與醫院在法庭長年交戰的心理，但我們選擇了面對錯誤、承擔責任、誠懇道歉、即時補償——沒有再讓她受第二次傷。

這位失去孩子的母親，原本可以選擇最激烈的方式來回應這個世界的不公，但她選擇了理解、選擇了寬恕。她用最痛的經歷，給了我們一次修補裂縫的機會；而那位年輕的醫師，也沒有逃避，而是在懊悔中選擇面對錯誤，讓這份傷痛轉化為在其他醫院行醫路上的信仰與堅持。

每當想到這個遙遠的故事，印象仍如此鮮明，總能提醒我，當我們選擇走進醫療這條路，或許沒有人真正準備好要面對死亡，更沒有人教我們該如何承受失誤所帶來的深淵。但醫療從來不只是技術的比拚，不只是冷冰冰的數值與報告，更是一次次與人性深處對話的過程。

錯誤一旦發生，我們不能假裝它不存在，但我們可以選擇怎麼面對錯誤，為它負起責任，怎麼在撕裂之後，重新縫補彼此的信任。這個故事裡，沒有勝負，卻是一堂最深刻的醫學課——關於誠實、勇氣、與悲傷共處，也關於如何在一場看似無望的哀痛裡，重拾彼此的信任，尋回人與人之間最純粹的溫度。

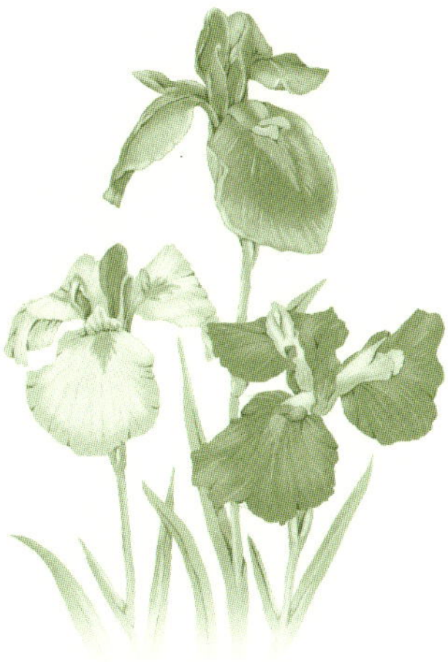

02 你要為她保重

「人們會因為一時的情緒而懷疑你，但他們會因為你恆久的愛而信任你。」

——佚名

這不是一場醫療事故的結束，而是一段信任的延續；不是一紙交代的完成，而是一顆醫者之心的洗禮。老太太走了，但她留下的不只是對醫師的信任與溫柔，更是讓身旁摯愛與白袍身影，彼此看見彼此靈魂的契機。

醫療不是完美的工藝，它是一場人與生命搏鬥的馬拉松，其中充滿未知、挫敗與無奈；但當醫者願意留下、願意陪伴、願意親手送走一位病人，那份情感已經超越了職責，是人對人的深刻回應，是對往生者的最高敬意。

老先生把摯愛老伴的遺願與期盼，託付給了這位年輕的醫師，讓太太的信任，繼續成為這條醫路上最堅實的光。

而這道光，也會成為醫師一生最不會遺忘的回應，溫柔地，照亮著他之後每一次握起病人手的瞬間。

社會服務室

當我回到辦公室，還沒來得及褪去外套，社服室的社工師就伴著另一個醫師走了進來，他們才剛從靈堂回來。

不久前，一位老太太因為血壓突然偏低，胸痛、呼吸困難，傍晚被救護車送到急診，急診醫師觀察病人的頸靜脈怒張、心音變弱，便有了底。初步急救後，火速安排做電腦斷層，果不其然，老太太的診斷是「心包填塞」。

心臟外面包著一層保護膜，叫做心包，心包腔內有十五至五十毫升的漿液性液體，潤滑心臟，減少心包與心肌之間的摩擦。如果心包內的小血管破裂，導致過多血液蓄積在心包腔中，心臟被壓迫，無法順利跳動，就會休克，甚至死亡。這時候，最快而有效的方式，就是在胸部經由超音波導引，用針在胸部對心包腔進行緊急穿刺引流，心臟得到減壓，生命徵象就會瞬間改善。

老太太雖然十分虛弱，交代陪同的丈夫和兒子，堅持要找多年為老太太治療的年輕心臟科醫師，老太太說：「我只信任他。」

心臟科醫師很快就到了，老太太握著他的手，眼神頓時輕鬆一些，醫師請她放心，很快的，在超音波導引下，心包穿刺術完成了，老太太很快血壓回升，生命徵象恢復穩定，眼神也有了光彩。為了防止心包內血液再度蓄積，從心包腔接上引流管進行觀察，老太太術後回到急診留觀床，等待住院。

在急診三小時的觀察期間，引流管只有一絲絲微不足道的淡紅色液體，生命徵象穩定，這代表只要持續觀察即可，不需要進手術室進行心包膜切開術。夜幕已降，醫師和老太太的家人，一起推著床，護送老太太進入病房。

午夜，醫師的手機鈴聲急促的響起，他似乎有著不祥的預感，護理師焦急的聲音傳來：「老太太剛剛引流管突然冒出四百毫升鮮紅色液體，現在意識不清，你趕快來。」

四百毫升？這量太大了，可見心包內有血管迸裂，正汩汩流進心包腔，醫師用盡全力，邊飛奔邊打電話給手術室，立即準備進行心包膜切開術，唯有整個打開心包膜，找到出血點進行止血，才有機會。

手術室立即動員準備，醫師氣喘如牛的跑到病房，從門外看到他最不想看到的一幕——一群人圍在病床周圍，正在進行心肺復甦術。

他衝上前，接手壓胸，多年的醫病關係，他望著老太太熟悉的面容，多麼希望老太太能有一點反應，哪怕心電圖跳個幾下也好。但是，隨著壓胸次數增多，心包引流管就無情的流出更多鮮紅色液體。

醫師知道結局，再下去只是讓老太太的軀體多受苦，醫師轉身，眼眶濕潤，向在病房外的家屬宣布噩耗。

接下來清潔大體，拔除身上的管路，為大體更衣，就是辛苦的護理師的工作了。年輕的醫師沒有離開，跟護理師要了手術的針線，把拔除引流管的傷口小心翼翼的仔細縫合。

接著，他和護理師一起為老太太的大體用心的清潔、更衣，一切就緒，醫師滿臉愧疚，和家屬一起推著蓋上白布的老太太送入地下室的助念堂，俗稱的太平間。

老太太的兒子神情哀戚，指著醫師：「後事辦完，你要給我們一個交代。」

我請社會服務室的資深社工師，和家屬建立一對一聯繫方式，有任何需要協助的，都可以提出。這也是遭逢醫療事故時，最重要的關懷程序，絕不能讓病人或家屬覺得不理不睬。

醫院的社工師是我最仰賴、最愛的一群人，他們接受申訴、聆聽抱怨，面對情緒高張的言詞，彷彿在測試人的忍耐底線，但這些年紀輕輕的社工師絕大多數是女生，情緒穩定、冷靜，從不動怒。在接觸醫療糾紛的第一線，她們的抗壓性甚至超過我，總是笑容可掬、溫言軟語，用心撫慰。在一兩天之內，便能得知病人經濟狀況、家裡有多少人、需要什麼協助，以及醫病關係，讓我充分掌握接下來會面對的狀況和關懷處理的方向，早做準備。

老太太的遺體在助念堂那兩天，社工師的用心關懷讓家屬漸漸信任。很快的，家屬依習俗，將大體移回家中，在家中設置靈堂，社工師進行家訪，轉達家屬，醫院非常關心，願意邀請家屬舉辦病情說明會。他們說，等後事辦完再說。

還未等後事辦完，社工師撥給我一通電話：「老太太的先生剛剛打電話來，要求醫師到靈堂上香。」

這是我們最害怕面對的要求，只因為在那樣的場合裡，聚集著多少與亡者相依的親友，倘若理智稍一模糊，對醫生的憤慨就可能發生不可避免的衝突。

我開始消化社工師提供給我的資訊，她說病人先生是大企業家，有開闊的廠房，老太太的白色花圈從家中靈堂延續到長長的路口，足足上百公尺。

這不禁讓我十分擔心，因為這位視病猶親的年輕心臟科醫師並不算資淺，偶有病人治療結果未如預期，問我的意見時，焦慮之情總是溢於言表。我知道他會茶飯不思，夜不安枕，直到病人脫離險境。這次，我跟他在電話裡、在見面時，不知安慰他多少次，但他還是耿耿於懷，對病人和家屬愧對有加，憂鬱的面容始終無法卸下。

現在他處在這樣的情緒中，去上香？他有辦法面對巨大的壓力嗎？他願意嗎？

我靈光一閃，經驗告訴我，如果去上香能讓他跟老太太說幾句話，或許是讓他走出心靈枷鎖的機會。但是，這畢竟太冒險，我六神無主。

這時候，我只能倚賴這位資深社工師的意見了：「根據妳對家屬的了解，妳覺得醫師可以去嗎？會不會有風險？」

「這陣子我常跟他們接觸，他們是善良的人，不會為難醫師。」社工師肯定的說：「我覺得醫師可以去。」

社工師如此有把握的口氣著實讓我驚訝。老太太兒子那一句：「你要給我們一個交代。」猶在耳際，不禁讓我擔心，此時後事未辦，家屬說明會尚未召開，我和家屬素昧平生，便問社工師：「我可以一起去嗎？」以往如果去上香，我一定陪醫師一起去。

「你可以去，但你還沒見過家屬，做為醫院代表，你要說什麼呢？」這一問，讓我陷入思考的困境。

這位資深女社工師，個性開朗，心思細膩，已經和家屬建立不錯的關係，我決定信任社工師的判斷：「好吧！妳願意陪醫師去嗎？」我做出非常冒險的決定。社工師毫不猶豫：「當然願意。」

我跟醫師說家屬請他去上香，他可以拒絕。醫師的口氣一如他推著老太太從病房到助念堂時的心情，既悲傷又義無反顧，似乎等這一天很久了：「好，我願意去。」

那天清晨，醫師換上西裝，他們出發了，我的心情七上八下，如坐針氈。一小時過去，二小時過去……終於，他們回來了。

「他們是在地的大企業家，場面很大，花圈從門口一路延伸到巷口。」社工師說：「上香的時候，氣氛肅穆，結束之後，老太太的先生開著他的賓士車，請我們上車。」

靈堂逐漸消失在賓士車的後照鏡上，取而代之的是一片田園景色。男主人的鬢角已經染上一層白霜，但身體還很健朗，握著方向盤的手寬而厚實，雙腳踩踏著油門穩穩前行。

他載著醫師與社工師一路來到他的工廠，此時員工剛上班，寒冷又飄雨的天氣裡，室外的人一個個拉起衣領想杜絕寒風，男主人下了車，任由冷風將外套吹開。

「我們創業的時候還很年輕。」他的聲音零零散散的飄在風裡，有些破碎，必須要仔細聆聽才能湊齊，「我太太很支持我，除了照顧家裡，也照顧公司，早年我們做完工之後，有些業主會拖延付款，都是她去了解對方有什麼困難，一起解決，我只管安心的在前面衝刺事業就好。」

他望向工廠的眼神，像在看他最愛的人，專注且平靜，「後來孩子大了，有時候要交際應酬，她就負責開車載我，在外人面前，把所有的面子都做給我，讓認識我的人都很尊重我、敬佩我；但其實她才是那個做最多的人。」

他說，工廠事業逐步穩固之後，與其聽人家叫他一聲老闆，他更喜歡聽別人喊著叫他太太老闆娘。「我跟她說，等她這次出院，我們一起坐郵輪環遊世界，但現在沒有機會了……」

他清了清喉嚨，將泫然欲泣吞下去。

他知道自己的子女無法接受這突如其來的驟變，他自己也不知道失去太太之後，這個家，還是不是原來那個家；在他跟孩子心中，太太才是那根梁柱，讓他們能毫無後顧之憂的朝著自己的夢想前進。但在醫院裡，看著這位醫生親自替她更衣，親手推著太太從病房到助念堂，此時的他才終於意會到，為什麼太太堅持要這位醫師不可。

「當初我們都勸我太太，為什麼不找一個更資深的醫生來幫她，但她很堅持一定要讓你來。」他緩緩轉過身來，一雙沉穩的眼注視著醫生，「她說一直以來都是給你看病的，她說你很好，她很信任你。」

他看得出來，這位醫生跟他們一樣心碎，是真心的把他太太當作是自己的親人。他現在能替太太做的只有一件事，那就是安頓眼前這個醫生那顆破碎的心，彷彿直接撫慰到他摯愛的老伴。

下車前，他拍拍醫生的肩膀，看著醫師的眼神就像望向長年坐在旁邊的老伴般溫柔，「我太太很信任你，你是一個好醫生，還有很多病人等著你救，我太太的事情，你要放下，為她保重。」

醫生的臉龐彷彿終於卸下一塊沉重的鎧甲，眉頭不再緊鎖，淚水在眼眶中閃爍。

社工師說到此，故事就結束了。然而，我深知醫師的性情，他會將老太太溫柔的眼神、那份對他堅定不移的信任，以及她丈夫眼眶泛紅卻語氣篤定的叮嚀，深深烙印在心底。那不會是一段逝去的記憶，而會是一股無聲的力量，驅使他在未來的每一次診療中，更謙卑、更堅定地守護每一個願意將生命交託給他的靈魂——不為無愧於過去，而是為了不辜負那份曾經無條件交付的，信任。

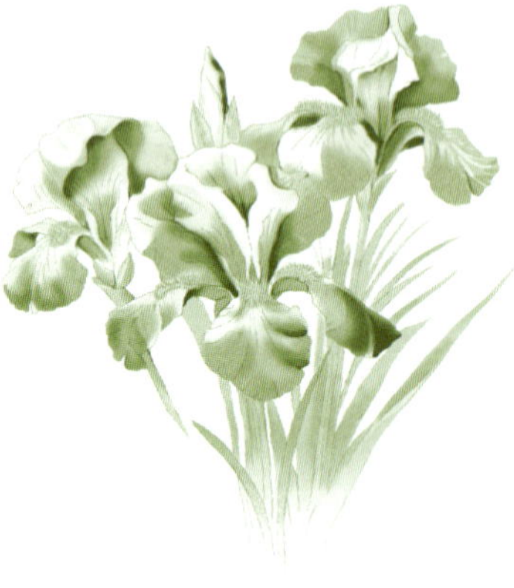

03 放下

「再怎麼怨恨對方，都不可能讓一切回到起點。懷著仇恨生活，折磨的只是自己的內心。」

——弘一法師

我想，唯有走過至親痛苦呻吟的夜晚，才能深刻理解，那些留在心底的不是怒火，而是對生命脆弱的敬畏，以及對愛的無限延伸。在母親經歷錯置灌食管、開腹清創的日子裡，我的理性與情感不斷角力，一方面是對醫療失誤的難以釋懷，一方面卻又清楚知道，報復與指責不能修復傷口。

有些傷口會癒合，有些遺憾只能深藏，而我選擇在這段親情與責任交織的經歷中，拾起一種更深的同理——不僅是對病人的，也對那些在錯誤中學習、在體制中迷惘的醫者們。

我放下的，不是對錯，也不是原則，而是為了讓母親在餘生中仍能安然地被照護，不再被不必要的風險驚擾；我放下的，是讓那位年輕醫師能在痛悔中學會謹慎，日後用更多專注與成長，回應每一位病人的信任。

前往花蓮的火車上

太魯閣號獨有的晃動伴隨著火車行走的轟隆聲，在一晃一響中，我的眼皮開始將視線緩緩的推入黑暗之中。通往花蓮的車程還有兩個鐘頭，車廂內相當寧靜，而且手邊也沒有必須即刻完成的工作，我讓自己的肩頸放鬆，將後背力量全部託付給還算舒適的座椅。

當我的靈魂開始感覺下沉，精神準備進入淺眠之際，手機的振動卻像個魚鉤，一把就將我拉出水面。

我從隨身的背包裡找出手機，來電顯示是最熟悉不過的人，她是我的妹妹，我在花蓮上班，她在臺北一肩扛起照顧年邁雙親的責任。但是在此時接到她打來電話卻顯示著異樣，因為不過一個小時前，我才剛在護裡之家跟她道別，並為再一次的將母親託付給她感到抱歉。

「哥，不對勁！」我滑開手機螢幕上的接聽符號，入耳傳來的聲線頻率與內容讓我瞬間清醒過來，「媽剛剛開始灌食，但只要一灌食，她的一雙眼睛就睜得很大，看起來非常的不舒服。」是妹妹急促的聲音。

「是傷口在痛嗎？」我問。

母親昨日才剛進行胃造廔手術，手術完之後，我們還很替她開心，終於可以擺脫長久以來令她感到極度不舒適的鼻胃管了。

多年來母親的身體狀況始終不理想，退化的速度非常快，不僅是巴金森氏症，還有失智。一連串的疾病打擊，讓她開始不良於行、吞嚥困難，八十幾歲的她不得不坐上輪椅，痛苦的接受一根細長的鼻胃管從她的鼻腔深入咽喉，剝奪她以口進食的權利。

終於，她不得不離開家，到鄰近醫院附設的護理之家，讓專業的醫護團隊以及照護員二十四小時陪伴著她。

「剛剛照護員才灌了五十毫升牛奶，我看她表情不對勁，馬上去護理站請護理師進來看。」妹妹在電話另一頭說，護理師進來之後，試著將剩下的配方牛奶從胃造廔的灌食管推進去，這一推，老母親的眼睛再次瞪大，臉上原本些微的血色全被慘青帶走，急得我妹請他們盡快停止灌食的動作，「現在我們準備帶媽到醫院做檢查。」

她慌了，不知所措化身烏雲將她籠罩，她身處雲雨之中，卻急得看不見解決的方向，即使她相信護理之家的團隊，畢竟這可是我們決定將老母親送到專業醫療機構時，她做足功課才選定的——這是一家區域醫院附設的護理之家，意味著有足夠的醫療能量妥善照護；再者，這家區域醫院還有醫學中心在背後支援，護理之家也距離妹妹家很近，無論從哪方面看來都是不二之選。

這幾年來護理之家確實如我們當初所想，相當盡責用心，照顧上無微不至，但已經深陷末期巴金森氏症以及失智之苦的老母親反而覺得身體上的痛苦雪上加霜，鼻胃管在她鼻頭下的細緻皮膚上壓出傷口，細長的管子也讓她咽喉感到疼痛，即使已經從材質較硬的PVC更換成較為柔軟舒適的PU材質，她還是覺得疼痛難耐，幾次都趁著照護員以及護理師沒發現時，將鼻胃管扯出來。

面對她的不配合，護理之家無奈的告訴我們，他們不得不採取保護性約束，將她的手套進約束手套裡，那雙白色手套雖然看似透氣，柔軟無害，但只有經歷過的人才知道，約束手套又稱乒乓手套，手背接觸面為細緻的網狀，但手心接觸面則是硬梆梆的材質，雙手終日被束縛在約束手套裡，無疑也象徵著屬於人的一部分被剝奪了。

我們也試著替她爭取一些「人權」，「如果家屬在她身邊時，是不是可以暫時先把約束手套拿下來？」

這個提議很快就得到了肯定的回應，但老母親雖然年紀大了，喪失原本俐落的動作，也失去許多珍貴的記憶，但她並不向現實妥協，在應付約束手套以及鼻胃管上，猶仍是我兒時記憶裡那個事事都很有主見的母親，趁我們一個不注意，幾個勉力掙扎的動作之後，鼻胃管還是被她拔掉了。

幾次下來，無論醫護團隊，抑或是被迫再裝上鼻胃管的她，雙方都疲憊不已，甚至因為拉扯力道用力過猛，鼻孔和喉嚨受傷出血。於是我向護理之家提出放在心裡已經醞釀好一陣子的想法：「以我母親的狀況，是不是能做胃造廔呢？」

許多腦中風、重度巴金森氏症或是因為手術、疾病而產生吞嚥困難的患者，除了放置鼻胃管的選擇之外，也能用胃造廔的方式，讓灌食管從腹壁直接進入到胃部裡面，不必再經過鼻子以及食道。隨著醫學的進步，過往胃造廔需要進行傳統手術，但現今已經能透過胃鏡的方式進行，這項技術已經演化的相當成熟，不僅風險小，而且在術後的隔天就可以開始進食。

從母親住進護理之家開始至今，我從未表明自己身為醫師的身分，也不願透露，起心動念很單純，就是不想帶給他們隱形的壓力，因此，即使在我的專業認知裡知道，以母親的狀況是符合進行胃造廔條件的，但我依舊客氣的詢問，希望醫院能同意。

護理師說她得先問問醫院的腸胃內科醫師，只是過程還需要一點時間。我們尊重也同意，但得到的回應卻不如預期。

「醫師說，我們的醫院不做胃造廔，如果要做，就要把病人送到醫學中心去做。」護理師在回答時，言詞用語小心翼翼，但無論她怎麼將醫師的回應婉轉表明，都無法扭轉其中的矛盾。

「胃造廔是腸胃內科很常見的手術，怎麼你們醫院沒有在做這個手術呢？」妹妹把我告訴她的，一字不漏地轉達給護理師，「況且我母親臥病在床，要移動很困難，必須要坐救護車過去，動完手術還要再坐救護車回來，這不是很大費周章嗎？」

護理師耐心傾聽，長年在護理之家服務的她內心也明白，這確實存在著討論的空間，於是要我們耐心等待，她會再跟醫師溝通。

一個禮拜過去了，妹妹打電話來告訴我，母親可以直接在這家醫院進行胃造廔手術，時間就訂在我預計要回家的那天。

當我抵達時，母親已經開始進行胃造廔手術了，我問：「是哪位醫師在幫媽媽做手術？」

「有兩個人，一個很年輕的男醫師，還有一個女生。」

「護理師嗎？」

面對我的問題，妹妹再度陷入思考，最後還是放棄與腦迴路搏鬥，「其實我也不知道，他們讓我簽了同意書之後就開始進行了，我沒有問他們是誰。」

我笑了笑，安慰她這很正常，通常在這種情況下，病人與家屬只能託付完全的信任，很多人，例如我妹，甚至連執刀腸胃科醫師的名字都記不起來。

沒有多久，醫師告訴我們胃造瘻手術一切順利，翌日就可以開始進食了。回到病房之後，我們努力的用各種不同的表達方式告訴母親，接下來不用放鼻胃管，也不會再套上約束手套，以後她就會輕鬆多了。

她雙眼眨了眨，發出幾個含糊的音節，我們就當作她是聽懂了。

隔天我搭上火車時，心情都是愉悅的，全然不知道緊接而來的那通電話會將我拉進噩夢之中。

檢查結果完全是個噩耗——灌食管沒有放進胃裡，而是在腹腔的某處懸著，那些被灌進去的牛奶全都撒在胃外面、腸子外面，在腹腔裡引發嚴重的腹膜炎，母親的生命危在旦夕。

外科主治醫師被呼叫過來，緊急替老母親進行手術，手術刀一路從上腹部往下劃，一路逼近恥骨上緣，他知道這是很長的一刀，但他不得不如此，目前他能做的，就是盡可能將老太太的整個腹腔完整的清洗乾淨，縫合之後還得用上強效抗生素將感染控制下來。

歷經好幾個鐘頭，確認腹腔都乾淨之後，他才疲憊的將傷口縫合。妹妹說，外科主治醫師在手術結束後不久，就把當時替母親做胃造瘻手術的年輕腸胃科醫師叫到眼前，任由怒氣橫衝，「你在搞什麼鬼！」

原來當天跟著年輕醫師為我母親動手術的，不是開刀房護理師，也非專科護理師，而是胃造瘻器材的製造廠商業務，由她來幫忙年輕住院醫師在我母親身上劃刀、插入胃造瘻管。

當我急匆匆趕到醫院了解整個過程時，我的心深受撞擊，堅強的意念開始崩塌，負面情緒幾乎就要將我掩埋，我在心裡自問自答：「這是醫療糾紛嗎？當然是。這是過失傷害嗎？當然是。我提告一定勝訴！」

可眼下，我該做的都不是這些，我所能做的相當微薄，只能祈禱，祈禱母親能夠先度過難關。

「如果有什麼需要，我們可以轉達給醫師。」每當來到外科加護病房探視時間，護理師見了我們都顯得過於小心翼翼，語氣中藏不住緊張，他們都知道病人歷經過什麼，而她的家屬勢必十分氣憤。

一天、兩天、五天，每一天看著加護病房護理師那強裝鎮定，卻還是手足無措的模樣，我似乎說什麼都顯得多餘。每一天，看著母親的所有數據都顯示著逐漸好轉的時候，我的負面數值也會跟著降低。離開時，一句「謝謝妳們的用心照顧」，就足以瞬間舒緩她們臉上謹慎僵硬的表情。

最終，我幼年記憶裡那個頑強的母親沒有讓我們失望，她度過了這個難關，很堅強的從加護病房轉進普通病房，最後回到護理之家。出院那一天，我人在花蓮的辦公室裡，將手機靠在耳邊，聽著妹妹說著出院時，醫院旁邊的附設護理之家已經做好迎接老母親回去的所有準備。

當時的我心猿意馬，一邊聽著她說，一邊又在心裡與自己對話：「這是醫療糾紛嗎？當然是。這是過失傷害嗎？當然是。我提告會贏嗎？一定勝訴。」

提起告訴的念頭，只有一閃而過。主要的原因是，母親還需要在這個醫院附設護理之家被照顧，也就是，母親還在他們手上！我很清楚，在醫院裡，照顧一個醫糾個案，醫護人員常常深恐動輒得咎，擔心自己是否會捲入其中，分寸拿捏會非常保守，判斷可能就會失去準頭，對病人不會是好事。

其次，我也想到那位年輕的腸胃科醫師，他畢竟是盡力想幫母親的忙，我要這樣就澆熄他的熱情，讓他跑法院、判刑，重重的打擊他嗎？難道他要為此負起所有責任？那麼大的區域醫院，怎麼會沒有做簡單的胃造廔手術，陷病人與醫師於進退維谷的困境？

無奈而紛亂的思緒縈繞腦際，我決定吞忍。此時追究責任，對母親不會有任何幫助。此時的我更能深深體會，在醫院裡，平常難以忍受的病痛、醫護人員的情緒、甚至醫療過程導致的傷害和併發症，都可以忍耐，只求被接納和得到妥善的照顧，病人和家屬的要求和期待竟是如此卑微。

桌面上的電話鈴聲清脆響起。我把望向窗外的眼神拉回，思緒已轉化成截然不同的面貌，「我自己在醫院裡也處理過許多類似的事情，此時此刻母親也已經康復了，這已經是最好的結果了。」

電話那頭傳來社服室急切的聲音，「李醫師，申訴信箱有一封信你看了嗎？五分鐘前傳來的，我們必須趕快處理。」

於是當我掛斷電話並打開申訴信箱時，心裡的選擇也明確的指出方向——放下。

因為，我知道，母親的堅強與慈愛不會希望她的兒子活在恨裡；她會希望我用這段痛苦轉化成一股溫柔的力量，繼續在醫療這條路上，扶持更多人——就像她曾扶持我一般，默默而堅定。

待續……

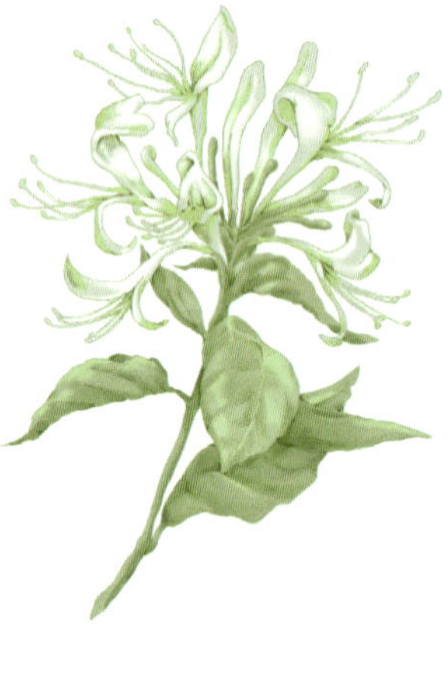

04 原諒

「當你握緊憤怒不放，其實是自己喝下毒藥，卻希望對方受苦。」

——釋迦牟尼佛

這是一場親情與專業、信任與制度交織而成的試煉，一場不只在醫院裡進行的搏鬥，更是在心裡的無聲拉鋸。身為醫師，我深知錯誤的代價，也明白若執意究責，勢必能伸張正義；但身為兒子，我更清楚，母親最需要的，從來不是勝訴的判決，而是平安地回家，平靜地被愛。

我選擇原諒，並非因為寬恕容易，而是因為我終於理解，放下並非妥協，而是一種更深的承擔——為了不讓憤怒傷害照顧母親的醫護；為了讓那位年輕醫師和照顧母親的護理師不被錯誤摧毀，而有機會成為更謹慎、更溫厚的醫者和照顧者；也為了讓我自己，在這樣的創傷裡，不走進報復的迴圈，而是找到成長的方向。

這場風暴過後，我也更加堅定：醫療的路上，每一個選擇，都不只是對錯那麼簡單，而是一場關於責任、同理、信念與愛的修行。而這份修行，會繼續陪我走下去，成為我一生行醫的底色——柔軟，卻堅定。

辦公桌前

我的一雙手放在鍵盤上面，但只是來回輕撫著每一個按鍵，卻一個字母也沒有敲下去。心裡的話很多，但這些情緒卻無法及時化成言語，或許是因為我對自己要求太高，我希望這封信不僅可以有條有理的將兩年前的事發經過完整闡述，同時還能保有理性以及基本的禮貌。

但這件事真的沒有那麼簡單，雖然這些年來我經手過無數次醫療爭議事件，不過我的角色通常都是聆聽者，這一次要當申訴者，我才明白這個角色有多麼不容易。

我必須在痛苦掙扎中清楚的表明想法，這裡面並不包含道歉，即使於情於理，對方都需要向我們、向我母親道歉，但我並不要道歉，我只希望他們能夠改善，如此一來才能告慰我母親在天之靈。

兩年前，母親從胃造瘻事件死裡逃生之後，外科醫生不僅在手術過程中仔細的將腹腔清理乾淨，也將胃造瘻管謹慎的放進胃裡。因此在我們送她回護理之家時，滿心以為她從此能不再受鼻胃管所苦，在老衰的身體達到最後那一刻之前，她還能陪伴我們好長一段時日，我們只求有幾年的時光能讓彼此繼續享有天倫之樂。

只可惜事與願違，上天只給了我們短短幾個月的時間。

這幾個月裡，她原有的巴金森氏症與失智症迅速惡化，有意識的時間愈來愈少，彷彿是刻意要將自己藏在體內深處，杜絕感受一切的疾病苦痛，偶爾，我們呼喚她的時候，她會勉強張開眼睛，可能是不想讓我們太絕望。

與此同時，胃造瘻的餵食管也開始頻繁出現狀況，不僅灌食液體會從入口處滲漏，餵食管也在她腹部皮膚壓出紅腫的傷口，即使不斷透過類固醇的藥膏控制發炎，但傷口狀況卻始終不見好轉，甚至開始惡化。

幾經討論之後，我們做出沉重的決定，我們跟醫師說：「既然她幾乎已經沒有意識，也就不會再去拔管子了，那就把胃造瘻關上，重新裝回鼻胃管吧。」

往事歷歷在目，整整兩年的時間，這段記憶過於鮮明，幾度刺痛我的內心。我將雙手從鍵盤上移開，頹然的讓自己重重往後靠，辦公椅雖然發出抗議的伊呀聲，但仍溫柔的將我穩穩地承接住，此刻，過往的回憶仍未間斷。

醫院接受我們的提議，請醫師移除胃造瘻管，縫合傷口後，送回護理之家，重新從鼻孔放入鼻胃管，整個過程行雲流水，鼻胃管的刻度顯示深入五十公分。放置完成之後，護理師取來飲用水從鼻胃管灌入。

母親沒有任何抗拒，她早將自己深埋在體內，不願面對現實上的折磨。為了好照顧和抽痰，母親早已做了氣切。但是當護理師將飲用水通過她的鼻胃管灌入，卻從氣切處噴灑出來的時候，已足以讓她猶如溺水般的喘不過氣來。

原來，鼻胃管並沒有經過食道放到胃裡，反而是放到氣管內，因此水才會從氣切處噴灑出來。

這當然又是嚴重的醫療疏失！

母親再一次被送往急診。這天我剛回到臺北，接到通知，立即趕去醫院，看到送母親去急診的護理之家護理師，面色如土，充滿恐懼，用凌亂匆忙幾近踉蹌的腳步從急診大門奔出。

妹妹說：「是她灌的水。」我納悶的是，在我受的訓練裡，初步確認鼻胃管有沒有放進胃裡，首先是回抽看看有沒有胃液，再者是用注射器打入約十到二十毫升空氣，同時用聽診器放在胃部上腹處聽有無「咕嚕」的氣體聲。怎麼一下子就灌水呢？還是整個過程中輕忽了確認程序，過於自信，誤以為鼻胃管在胃裡，所以灌水？

母親再度進入加護病房，裝上呼吸器、注射強力的抗生素，只可惜上一次她用光這一輩子僅存的氣力，因此在這一回，她不得不向生命屈服。

「她的鉀離子過高，心律不整，狀況非常不樂觀。」醫師在與我們會面時，其實已讓我們預知可能的結果，但仍給我們多一個選擇，「洗腎也許有機會。」

身為一個醫師，我的專業知識告訴我，即使洗腎，搶救效果依舊渺茫。身為一個兒子，我的記憶提醒我，母親在住進護理之家的這五、六年來，她在意識稍微清醒時曾幾度感嘆人生至此，在記憶缺失、長期臥床且無法以口進食的軀殼裡，活著，只是在承接自己不願接受的痛苦罷了。

我與家人很快就達到共識，強迫自己給醫生一個破釜沉舟的回應：「我母親痛苦好幾年了，她已經沒有意識，不要再替她洗腎了。」

醫生當時看著我的眼神，是驚訝、是憐憫，還是不捨？我不記得了，因為當時的我在說出這個決定時，整個人隨著靈魂而破碎，所有的一切都難以聚焦，我的眼裡只有躺在病床上的母親。

我走到母親的身邊，靠在她耳邊低語：「所有的事都幫妳安排好了，妹妹我也會照顧，妳現在沒有什麼好擔心的，可以解脫了。」

僅僅過了一個晚上，她那起伏不定的心律開始平緩，逐步走向同一條線上，完完整整的歸於零。

隆重治喪的過程很複雜也很疲憊，但也因此沖淡了我們些許悲傷與思念，然而隨著生活再度歸於常軌之後，深藏在內心的疑問不時探出頭來，進入腦海，開始等待。

可惜的是，這些疑問以及等待，始終都沒有得到回應。

母親解脫後，我們心中無恨，無論是我、妹妹或父親，我們對護理之家仍然心懷感激，感謝在母親人生的最後幾年不分晝夜的照顧著她，放置鼻胃管、胃造廔，起心動念也是要幫助她。事故發生後整整兩年的時間裡，我們未曾問過當時執行的醫師與護理師的名字，也未曾口出惡言過。

畢竟醫療疏失永遠在沒有預見且最有把握的時候發生，它就是這麼發生了，沒有人會刻意讓它發生。

事故發生之後，醫院和護理之家沒有表達歉意，也沒有再捎來一句問候。為了不讓醫院以為我的動機是要求賠償，我等到母親置辦第二次的忌日，也就是超過民事賠償請求權二年之後，上網找到醫院的申訴信箱，將網址複製到新郵件上，並在內文處將這兩次的「失誤」完整的寫下來，我期待我的信能夠得到一個回應，但這個回應的重點，並不是要求道歉。

信的最後，我語重心長地表明這幾年來一直對他們隱瞞的身分——

「你們可能從來不知道，其實我是一位醫生，而且是一名醫學中心的醫生，並且主責品管，負責病人安全，同時也是衛生福利部制定病人安全八大目標的參與者之一。

兩年過去了，我希望知道的是，從我母親的事件中，你們做了什麼改善？」

我深知，一句慎重的道歉無法挽回我母親的性命，也無法抹去她曾歷經過的痛苦，但是，母親以她的生命作出血淋淋的演繹，醫院和護理之家從中學習到了什麼？又做了些什麼樣的檢討呢？

我很快接到醫院的回電，一位年輕女性的聲音，是院長秘書，僅表示這是在上一任院長任職時期所發生的事情，因此現任院長並不知情，會在深入了解之後再給我回覆。並且客氣的表示已經查到我母親當時的紀錄，當時的最後一筆醫療費用總計兩萬多元，會在向上呈報之後，將這筆醫療費用匯款到我妹妹繳費的帳戶。最後，話筒那頭客氣的詢問：「請問還有什麼是我們可以幫您的嗎？」

我得坦言，我感謝他們看了信，並且在第二天就回覆。但是如此回應卻再度潑了我一桶冷水。兩年了，我在乎的是醫療費用兩萬多元？

被羞辱的感覺僅一閃而過，我不怪她，她只是轉達長官的意思，也可能，在二十四小時內，這是醫院第一步能做的。

但是，身兼醫院醫療事故關懷小組召集人的我，從來不會在第一時間就談錢，那不是一種尊重的溝通方式。病人和家屬儘管情緒激動，我深深體會，他們最想要的，是真相，是改善，是這樣的事故，不要再發生在其他病人身上。他們內心深處的善意，值得我尊重。

顯然我信件裡的陳述主軸，他們無法掌握，幾天後，我決定寄出第二封信。請他們院長能夠回應，具體告訴我們這兩年來醫院和護理之家是否有因此而做出什麼樣的改善措施？

「我只希望你們能夠檢討，沒有別的訴求，我也不會歸咎個人。你們醫院和護理之家照顧的都是長輩，也相當用心，我期待你們在這些醫療措施上能夠落實檢討和改善，從我母親這兩次的醫療事故中學習如何避免，讓我知道，這也算是對我母親在天之靈，有個交代了。」

兩天之後，現任的院長親自打電話給我，言詞謹慎，態度謙卑，連連表示他的無奈。

「實在很抱歉，因為這是在上一任院長任內發生的事情，所以我並不知情；當時院內也很拚命在搶救你的母親，但真的是我們沒做好，我們也實在有必要再更謹慎小心一些，避免遺憾再度發生。」

謹慎？小心？在醫院擔任品管中心主任的我，清楚知道，再小心的人都難免犯錯，要杜絕錯誤最終落在病人身上造成傷害，唯有加強訓練、雙重確認、改善流程。

我從院長的字字句句，聽不出來這兩年來，醫院有什麼作為？

死亡在醫院裡是一道常見的風景，或許在護理之家也是如此，當某一床緊急送往醫院之後，許多人就不再回來。是否習以為常，就難以體會家屬面對死別的痛楚嗎？

我發出無聲的嘆息，而電話那頭，院長反覆說著同樣的話，他說他覺得很遺憾，也一再的說會督促護理之家檢討。

最後他真的無話可說了，我想是時候給他一個最後的回應了。

「希望你們能好好改善，不僅僅是護理之家，還有醫院。」無奈的我，最後一句話，傾盡我所有的信任：「我只能相信你們了。」

每年，到山上祭拜母親，內心深處仍有深深的愧疚，覺得當初沒有走上法律途徑，沒有繼續追究這兩件造成她巨大傷害以及讓她離世的醫療事故，為她爭取公道，自己會不會是個不孝子！

一天，我和一位極為慈祥的慈濟師兄談起此事，他是資深刑警退休，看過無數次血腥殺戮的場面。他用堅毅的眼神看著我，充滿安定的力量：「你選擇了一條最困難的路，那就是——原諒。」他肯定的點點頭，「選擇原諒這條路走出傷痛，非常不容易。你母親一定知道，會含笑九泉，為你驕傲的。」我眼裡迴盪感恩的淚水，開始釋懷。

從那以後，我將母親的故事，埋進心湖最深的水底，讓塵沙覆蓋、讓波光遠離。我以為不再觸碰，痛就會沉睡，記憶便會安息。

歲月無聲，它溫柔的讓疼痛慢慢結痂，成為我血脈裡一段不願遺忘的光影。終於有一天，我決定挖掘出這段故事——不只是為了紀念一位母親，更是為了讓未來的醫者，看見一個兒子曾經無力守護所愛的心碎。

我把這段經歷放進醫學生的課堂裡，不是以醫師的姿態，而是以家屬的傷痛。讓他們知道，即使我擁有醫法雙修、無數次處理醫療爭議的經驗，當痛苦落在至親身上，我和每一位無助的家屬一樣，也會顫抖、也會哽咽、也會在夜裡悄悄崩潰。

身為醫師，我深知制度有多僵硬；身為兒子，我也親嘗失去的裂痛。但這段經歷教會我一件事：唯有把「病人」還原為一個個有感情的「人」，醫療才不會只是冰冷的技術，而是溫暖的陪伴。當一個醫師放下白袍，成為病人家屬，他才會真正明白，什麼叫做「把生命託付在你手上」。

我曾因為不提告而自責，也因為選擇原諒而懷疑自己是否軟弱。但如今我懂了，原諒不是逃避，而是願意相信醫療仍能更好、相信體制仍能改善的溫柔力量。我曾將這段記憶深藏於心，如今講出來，讓它成為一份沉靜的提醒，但願年輕醫者行走於病房之時，能有一顆更同理、更謙卑的心。

至於那間醫院，有沒有因此而改變？我相信，有。如果，我母親的故事，能讓那一雙醫師的手更輕、更穩、更慎重，能讓那一位護理師在夜裡灌食時多一次確認，更重要的，能讓那家醫院更重視病人安全，從制度裡找回對人的責任——那麼，她的苦，就不再只是結束，而是另一個好的開始。

母親雖然離開了，但我知道，她從未真正離開。她化成一束看不見的光，照著我也照著你，照進所有願意傾聽、願意改變、願意用愛行醫的醫者心裡。

我把母親的故事寫下來，這不是一篇追究責任的控訴書，而是一封噙著淚水寫下的見證——寫給母親，寫給所有為親人奔走的家屬，也寫給未來的醫者。

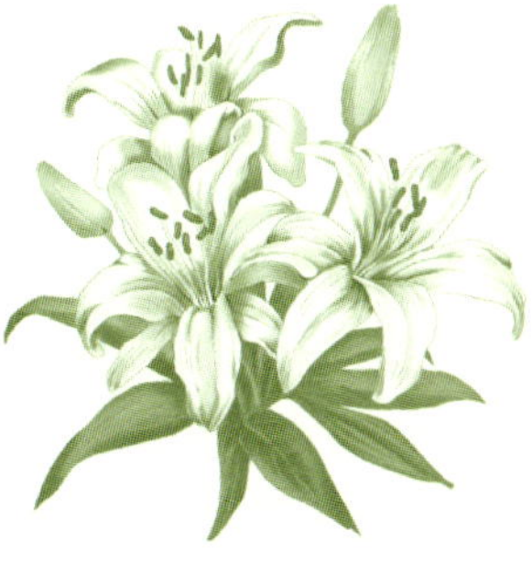

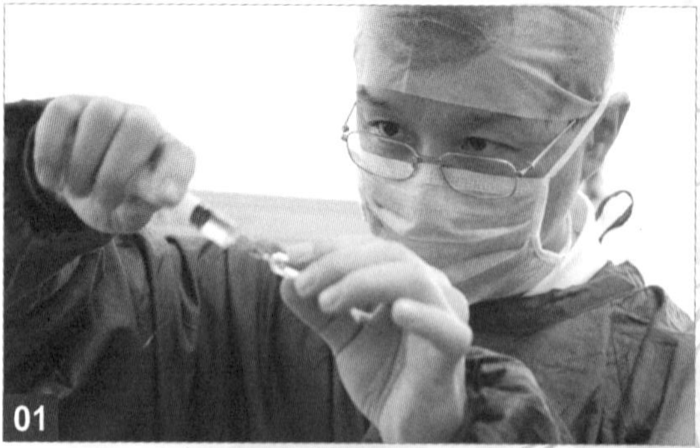

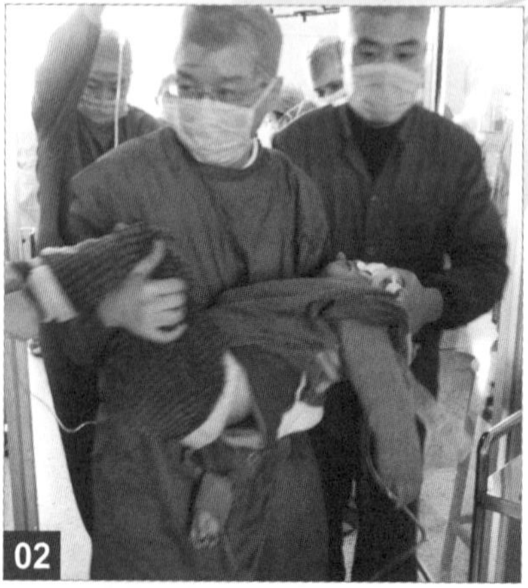

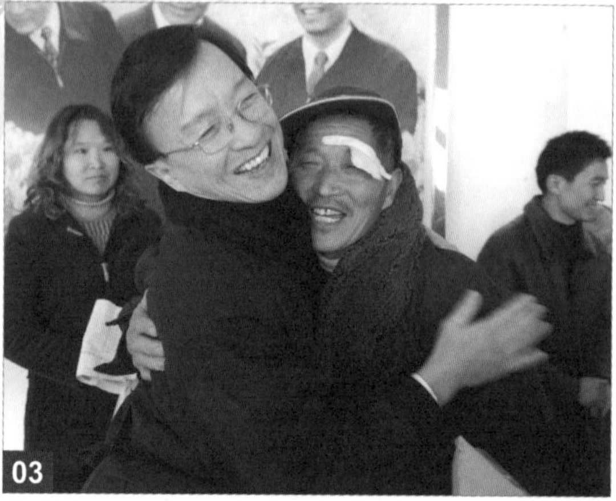

早年（2006～2012年間）李毅醫師曾前往大陸蘇州義診，參與慈濟光明行動計畫，為農工治療白內障。

01：擔任義診麻醉醫師。

02：他抱起手術後先天性白內障的孩子到恢復室。

03：重見光明的鄉親激動得與他相擁。

照片提供：慈濟基金會、花蓮慈濟醫院（第246至249頁）
大愛電視（第253頁）

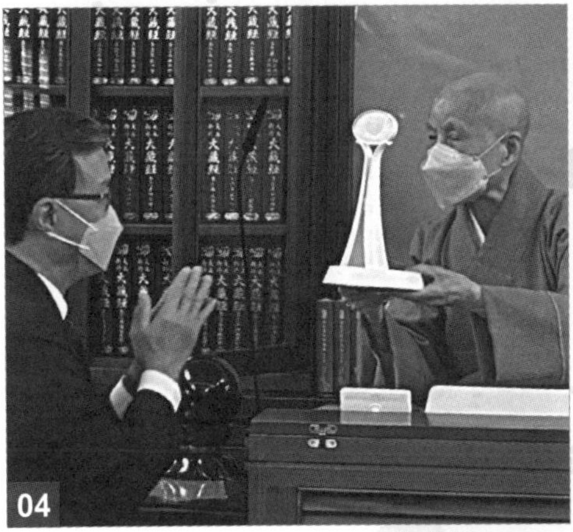
04

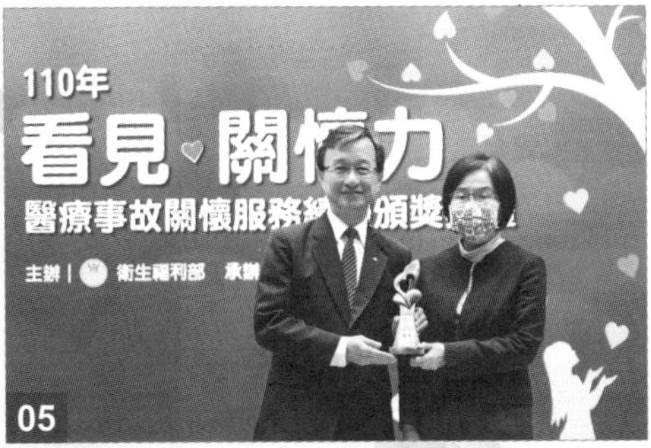

05

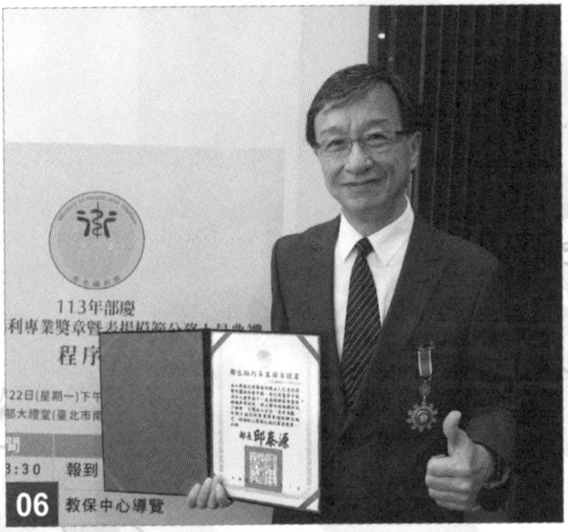

06

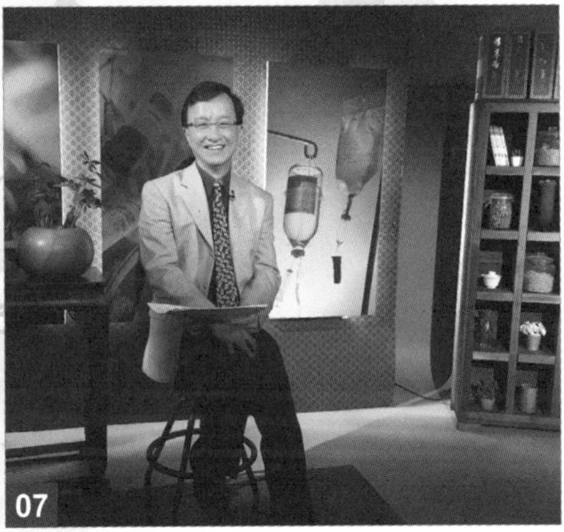
07

04：2024年獲得慈濟醫療典範獎，李毅醫師特別進精舍感恩證嚴上人。

05、06：李毅醫師長期在花東分享醫病爭議經驗，並在病安通報基礎上建置「潛在醫療爭議暨關懷通報系統」，有效消弭爭議，屢屢獲獎。圖5為2021年，獲得衛福部首屆「醫療事故關懷服務獎」個人「優等獎」。圖6為2024年獲衛福部專業獎章。

07：李毅醫師曾長年主持大愛電視「志為人醫守護愛」節目，廣受好評。

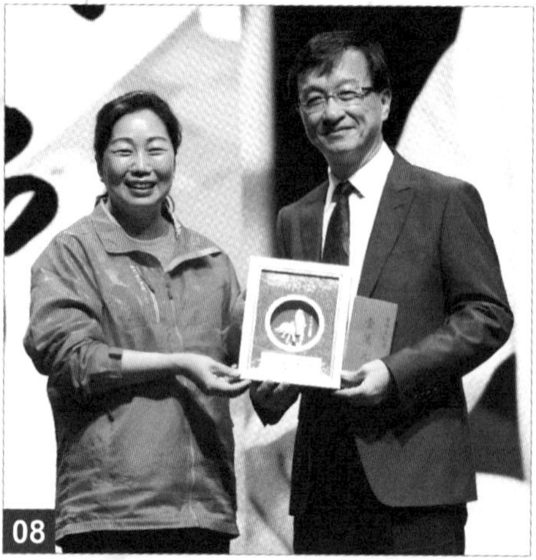

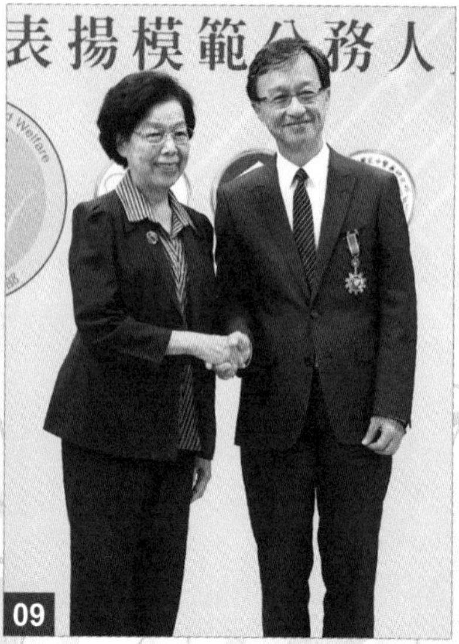

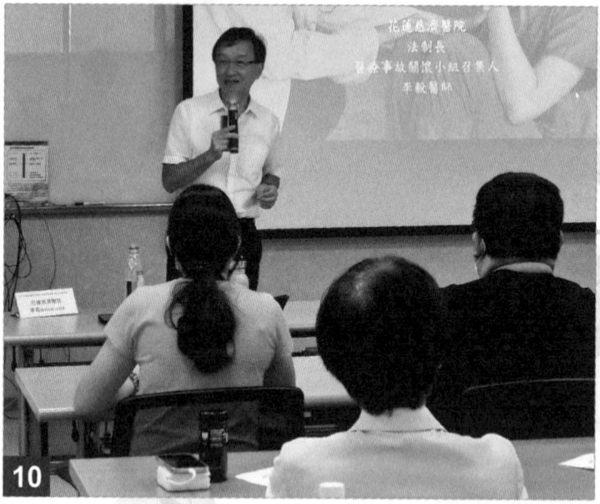

08：李毅醫師榮獲花蓮縣第14屆醫療奉獻獎，與徐榛蔚縣長合影。

09：2024年，李毅醫師榮獲衛福部專業獎章，與張博雅資政合影。

10：李毅醫師長年在慈濟大學醫學系教授醫療法律，此外也常為院內、外的醫護講授醫病溝通課程。

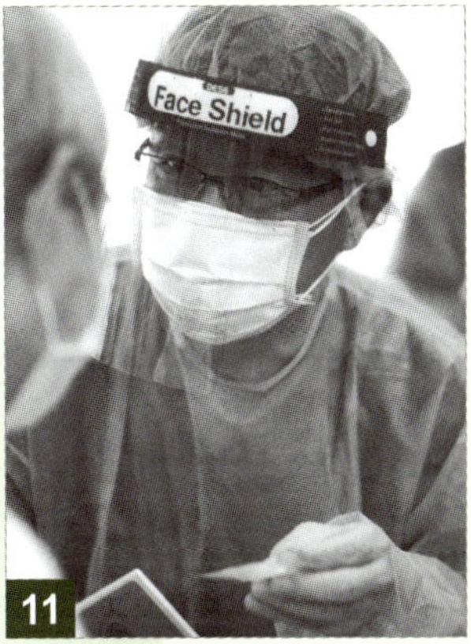

11

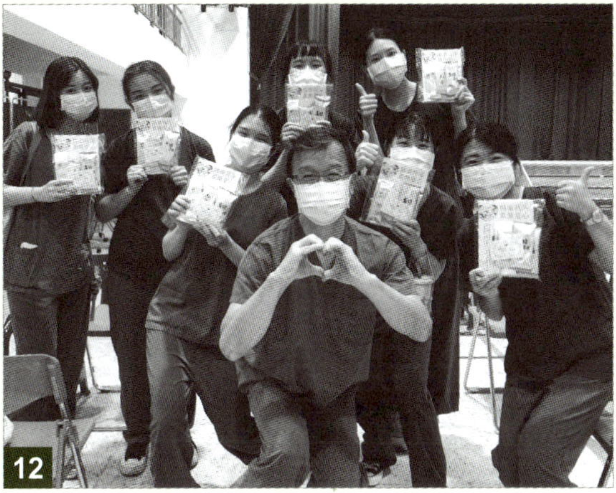
12

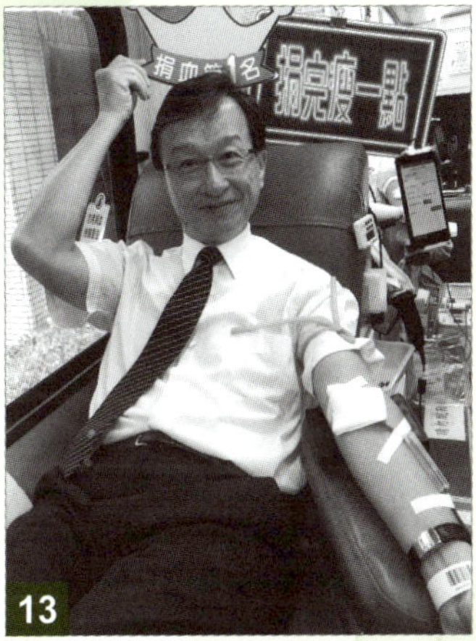

13

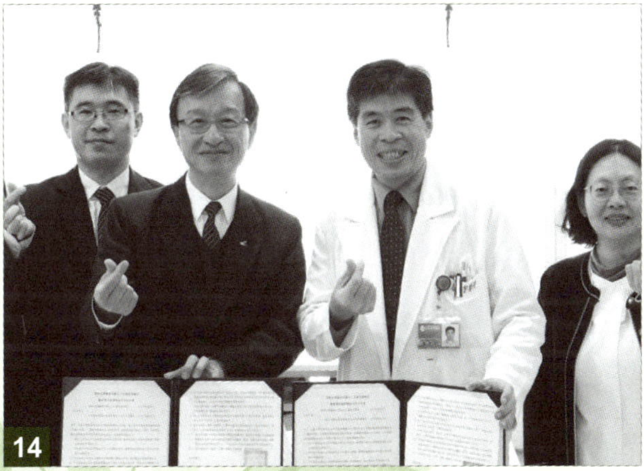
14

11、12：2021年疫情嚴峻時期，李毅醫師率花蓮慈院同仁組成「疫苗快打隊」，為上千位長輩接種疫苗。

13：經常捐血的李毅醫師，總是鼓勵同仁一起捐血。

14：花蓮慈濟醫院積極推動「醫療事故關懷群組支持系統」計畫，與花東共20家醫療院所簽署合作協議，圖為李毅醫師代表花蓮慈院與臺東聖母醫院簽署合作協議，協助提供醫療事故關懷之溝通及建議方案。

致謝

多年前，證嚴上人曾語重心長地鼓勵我出版這本書。那時，我遲疑了。因為有些故事，我不願回憶；有些早已模糊不清；有些太過深刻，埋在心底，難以落筆。這份沉默，延宕了多年。

直到親愛的母親，在醫療疏失中失去了寶貴生命，我才真正下定決心——不只是為了說出她的故事，更是為了那些曾經走過同樣幽暗時刻的人。我想，該是時候，把這些藏在心底的故事說出來了。

謝謝慈濟醫療法人人文傳播室，如果不是他們積極促成，請到編輯出身的涂心怡小姐協助，這本書恐怕還是遙遙無期，沒辦法到你的手中。

謝謝涂心怡小姐，多次耐心的訪談與錄音。她總是靜靜傾聽，讓我無拘無束地說，然後用她敏銳的筆，整理出一份結構分明、情感真摯的初稿。她的付出，使我後續在潤飾及重新書寫時，能順利地加入自己的語氣與情感，讓這本書更貼近我的初心。

我要深深感恩林碧玉副總、林俊龍執行長與林欣榮院長。是他們無條件的信任與支持，在我關懷醫療爭議，面對沉重的壓力與心力交瘁之際，成為我最堅實的靠山。那份授權與信任，讓我勇敢說真話，也讓我不再孤單。

這一路上，我要特別感謝遠在臺南的王成彬律師早年給我的指導，花蓮的曾泰源律師、廖學忠律師多年來毫無保留的協助。少數的重大案件中，在我最無助的時候，是慈濟基金會何日生副執行長、臺北的李永然律師仗義伸出援手，紛爭方得以安然平息。我從他們身上，學到如何超脫自我情緒，處事如何兼顧情、理、法，讓醫病雙方重拾那幾近破毀的信任。

我更要感謝顏靜曦師姊、慈濟志工、社會服務室、法務室、品管中心與公共傳播室的夥伴們，你們是最棒的關懷團隊。還有在這段路上陪伴過我的每一位同仁，因為有你們默默的護持與努力，聞聲救苦，病人的心靈才能獲得撫慰，故事的結局，才得以有溫度、有希望。

謝謝我的妻子彭君鈞，始終守護著我們的家庭。每當我最無力、最難熬的時候，回到家不願回想，不想講話，她總在身旁，什麼也不問，卻總知道如何讓我平靜、讓我堅強。這份愛，始終是我無聲的力量。

謝謝我的妹妹李懿文，多年來在臺北獨自扛起照顧年邁父母的責任，沒有她的孝心和付出，我無法得以無後顧之憂地在花蓮放心的工作。

感恩慈濟這個大家庭，讓我深深體會：「只要是對的事，就儘管去做。」在這裡，我學會放下自我，歷練性情，也從許多艱難中，認識了更深的自己。這一切，都讓我的人生更加圓滿、更加沉靜。

最後，再次感恩證嚴上人。我一直銘記您當初的叮嚀與期待，如今，終於交出這本書，獻給您，也獻給所有願意傾聽故事、願意理解醫者心路的人。

願這些文字，能在醫病之間，添一絲溫柔，也為受傷的靈魂，點一盞心燈。

李毅　寫於花蓮慈濟醫院

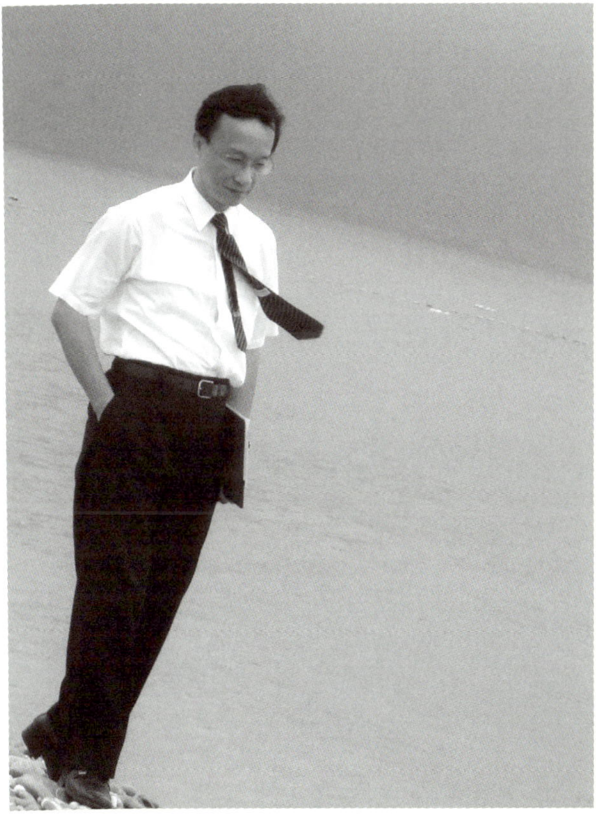

悅讀健康系列 HD3215

在傷痛深處，仍願相信：
寫給每一個曾在醫療現場，心痛過的人

撰　　文／李毅醫師、涂心怡
選 書 人／林小鈴
主　　編／陳玉春

協力主編／慈濟醫療法人 人文傳播室 曾慶方、楊金燕
校　　對／慈濟醫療法人 人文傳播室、慈濟人文出版社

行銷經理／王維君
業務經理／羅越華
總 編 輯／林小鈴
發 行 人／何飛鵬
出　　版／原水文化
115臺北市南港區昆陽街16號4樓
電話：（02）2500-7008　傳真：（02）2502-7676
網址：http://citeh2o.pixnet.net/blog　E-mail：H2O@cite.com.tw
慈濟人文出版社
台北市大安區忠孝東路三段217巷7弄19號1樓
電話：（02）28989888　傳真：（02）28989889　網址：https://www.jingsi.org
發　　行／英屬蓋曼群島商家庭傳媒股份有限公司城邦分公司
115台北市南港區昆陽街16號8樓
書虫客服服務專線：02-25007718；25007719
24小時傳真專線：02-25001990；25001991
服務時間：週一至週五9:30～12:00；13:30～17:00
讀者服務信箱E-mail：service@readingclub.com.tw
劃撥帳號／19863813；戶名：書虫股份有限公司
香港發行／香港九龍土瓜灣土瓜灣道86號順聯工業大廈6樓A室
電話：852-25086231　傳真：852-25789337
電郵：hkcite@biznetvigator.com
馬新發行／城邦（馬新）出版集團 Cite (M) Sdn Bhd 41, Jalan Radin Anum,
Bandar Baru Sri Petaling, 57000 Kuala Lumpur, Malaysia.
電話：(603)90563833　傳真：(603)90576622
電郵：services@cite.my

城邦讀書花園 www.cite.com.tw

設　　計／鄭堯堯
插　　畫／盧宏烈
製版印刷／科億資訊科技有限公司
初　　版／2025年9月16日
定　　價／420元
ISBN：978-626-7521-79-3（平裝）
ISBN：978-626-7521-80-9（EPUB）

國家圖書館出版品預行編目(CIP)資料

在傷痛深處,仍願相信：寫給每一個曾在醫療現場,心痛過的人／李毅醫師、涂心怡撰文. -- 初版. -- 臺北市：原水文化出版：英屬蓋曼群島商家庭傳媒股份有限公司城邦分公司發行, 2025.09
面；　公分. --（悅讀健康系列；HD3215）
ISBN 978-626-7521-79-3（平裝）
1.CST: 醫病關係　2.CST: 醫療服務
419.47　　114010401